ポートフォリオで未来の教育

次世代の教育者・指導者のテキスト

鈴木敏恵
Suzuki Toshie

日本看護協会出版会

ポートフォリオで未来の教育
次世代の教育者・指導者のテキスト

鈴木 敏恵

　まったく新しい時代がはじまりつつあります。
AI・テクノロジーが得意なことは任せ、人間にしかないものを大切にする
それは未来を夢見ること、一人ひとり世界の見え方が違うこと‥
ここにポートフォリオの存在が輝きます。

　　　　　・　　・　　・

　ポートフォリオはその人が生み出したものを綴じていくファイルです。ページをめくるとその人が大切にしていることや才能や得意が見えます。二つと同じものはありません。
　これまでの教育はみんな一緒に、同じ知識やスキルを習得する、正解がある学びでした。それらのことは AI やロボットが私たち人間よりずっと上手にしてくれます。ですから未来の教育は私たち人間だけが持つものを大切にします。それはデータなき未来を見てこうなったらいいな、ああしたらもっとよくなるかもしれないとワクワクとビジョンを描くこと、目の前の現実を見てそこに困難があればなんとかしたいとその人ならではの気づきがあること。他者と知を共有して価値ある何かを世界へ創り出すこと‥。ここにプロジェクト学習が活きます。

本書で使われている図表や各種シートの多くは鈴木敏恵のポータルサイトから DL できます。

検索→　鈴木敏恵 ポートフォリオ

http://suzuki-toshie.net/

本書と合わせ鈴木敏恵のビデオ講義を活用できます。ポートフォリオ・プロジェクト学習・対話コーチングの基本から活用／様々な事例を実践者と紹介

検索→　未来教育オンライン講座

https://www.mm-miraikyouiku-onlinecourse.com/

＜このような人に役立ちます＞

　本書は、教科書や正解のない課題解決型の学びをどう進めようかと考えている人、人間性や知的な創造力を高める次世代の教育や採用を考えている人、キャリア支援、人材育成に関わる指導者に役立ちます。

　思考力、判断力、行動力を高め、自分で考え動ける人になってほしいと願っている教育者の力になります。夢や目標の実現に向かうために自分をどう成長させたらいいのか求めている人にも活きます。

＜ Part Ⅰ〜Ⅴの活かし方＞

Part Ⅰ

　ポートフォリオ・プロジェクト学習の基本と機能が図表でわかりやすく書かれているのでそのまま授業や研修の指導テキストとして使えます。

Part Ⅱ

　「情報獲得」「課題発見」「目標設定」「判断力」「キャリア支援」など7つの課題解決ツール、8つの知的スキル、対話コーチングのポイントが1ページ1テーマにまとめられていて教科書なき新しい教育に活用できます。

Part Ⅲ

　人と教育をマッチングさせる仕組み、キャリア支援、知の共有、提供など4機能と、現場から生まれている「知」をマネジメントする教育委員会の新しいミッションについて、理解しやすい図で紹介。組織の教育体制を次世代のスタイルにアップデートしましょう。

Part Ⅳ

　キャリア研修、新人研修から中堅職員、指導者に至る、ポートフォリオ・プロジェクト学習の導入の「研修プログラム」を、数々の「テンプレート」や「活用シート」とともに紹介しています。次世代の教育者・指導者養成研修として役立ちます。

Part Ⅴ

　自分の意志で成長するための7つの戦略をお伝えします。同時に、組織において一人ひとりが自由に教育や研修を選択できる「組織内カレッジ構想」を、そのシラバス設計と合わせ実践事例を伝えます。研修をより有効なものにするためにポートフォリオを活かす方法も、対話コーチングと合わせて紹介しています。

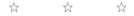

どうぞ目的にあった Part から活用してみてください。

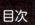

Part I [基本]
意志ある学びを実現するポートフォリオ

A 意志ある学びの時代へ　　2
- 一人ひとりが輝く未来のために　2
- 「人間の領域」の仕事　2
- 「そこで成長できるか」で選ばれる　2
- 自らの意志で学びを求める　3
- 多様なステージ、多様な成長　4
- アップデートしつつ生きる時代　4

B ポートフォリオの本質　　6
- ポートフォリオは作品ファイル　6
- ポートフォリオの本質は「知の一元化」　6
- ポートフォリオの3つの分類　7
- パーソナルポートフォリオからキャリアポートフォリオへ　7

C ポートフォリオの軸となるゴールシート　　8
- "未来"を書いて最初のページに入れる　8
- 思考プロセスが追える、評価できる　8

D プロジェクト学習とポートフォリオは両輪　　9
- 意志ある学びを叶えるプロジェクト学習　9
- 知のアウトカム＝「凝縮ポートフォリオ」　9

E プロジェクト学習で課題解決力を身につける　　10
- 基本フェーズで身につけるコンピテンシー　10

F ポートフォリオの知的活用　　11

G ポートフォリオで「キャリア」を見える化　　12
- 一人ひとりがキャリアポートフォリオを持つ時代　12
- 組織主体のeポートフォリオだけにしない　12

H ポートフォリオの8つの機能　　14

iv

Part II [教育]
教育プログラム

A　基本プラットフォーム　　18

ポートフォリオ・プロジェクト学習の基本　18
活用と応用　18

B　8つの知的スキル　　20

1　「考える」とは何かを理解する　20
2　「考える力」を高める　21
3　「考動知性」とは　22
4　考えるために情報を獲得する　23
5　「思考と行動」を変えるコーチング　24
6　ポートフォリオを活かした対話コーチング　25
7　暗黙知をポートフォリオで顕在化する　27
8　「リフレクション・リフレーミング」を理解する　29

C　7つの課題解決ツール　　32

1　「情報を獲得する」ための対話コーチング　32
2　「課題発見」の対話コーチング　33
3　『目標設定』の考え方と対話コーチング　35
4　課題意識を立ち上げる対話コーチング　38
5　『判断力』を高める対話コーチング　39
6　『OJT』で成長させる教育力　40
7　未来へ『キャリアビジョン』を描く　42

D　資質、心とコンピテンシー　　45

「対話コーチング」の心とスキル　45
対話コーチングの最初の言葉、ポイント　47
教育者としてのコンピテンシー　48

目次

Part Ⅲ [構築]
人と教育をつなぐ機能

A 教育と人をつなぐ　　　52

教育委員会のミッション　52

学び続ける組織へ　52

B 教育委員会の４つの機能　　　53

教育センターを組織の核とする　53

1 「知のセンター」機能　54

2 「知の提供」機能　57

3 「知の共有」機能　59

4 「キャリア支援」機能　61

C 教育をデザインする　　　63

教育デザインを考える　63

研修をアップデートする　64

チャレンジ精神のある教育委員会　65

Part Ⅳ [実践]
プロジェクト研修のデザイン

A キャリアポートフォリオをスタート　　　68

自分の意志で未来へ向かおう　68

キャリアポートフォリオへ入れていくものとは　68

キャリアビジョンを描く　69

スタートのときに「ビジョンとゴール」を描く　71

ポートフォリオに「ゴールシート」を入れる　71

【実践】ポートフォリオを導入して叶えたかったこと　73

B　新人研修―ビジョンとゴール　74

新人期間のプロジェクト研修プログラム　74
1　新人スタート研修　75
【プロジェクト研修】新人スタート研修プログラム　80
2　新人マイルストーン研修　83
3　新人フィードバック研修　84
【プロジェクト研修】新人フィードバック研修プログラム　87
【実践への考察】看護教育にポートフォリオを活用したプロジェクト
学習の考察　88

C　新人指導者・教育者研修　89

1　新人指導者（教育担当）スタート研修　89
「対話コーチングシート」の活用　90
2　新人指導者マイルストーン研修　91
3　新人指導者フィードバック研修　92
教育コンピテンシーシートの書き方　93
【プロジェクト研修】新人指導者フィードバック研修プログラム　94

D　中堅職員研修――モチベーションアップ　95

研修「一人ひとりの価値ある経験をシェアしよう！」　96
【実践】ポートフォリオを目標管理へ導入する意義　98

E　目標管理・ポートフォリオ全体研修　99

目標管理の成果は全体で共有する　99
最大数が参加できる工夫　99
【実践】文化として定着しているポートフォリオ　100

Part V [創造]
意志ある学びへの成長戦略

A　自分の意志で成長する　102

戦略1　キャリアポートフォリオをスタートする　102
戦略2　キャリアデザインにポートフォリオを活かす　103
戦略3　成長へのモチベーションをかき立てる　105
戦略4　ポートフォリオを活かしプロセスで成長する　106
戦略5　潤沢なポートフォリオにする　108
戦略6　意図的に多様な手段で学ぶ　109
戦略7　自分だけの「キャリアカリキュラム」を設計する　110

B　自由に学べる「組織内カレッジ構想」　111

自由に学べる「組織内のカレッジ」で成長する　111
組織内カレッジのシラバス集　112

C　未来を生きる力が身につく「プロジェクト研修」　114

1　多様な人とのプロジェクト研修で成長する　114
2　ビジョンとゴールの明確な設定　114
3　ポートフォリオでチームビルディング　115
4　プロジェクトの「フェーズ」で「身につく力」を自覚する　116
5　他者に役立つ「知のアウトカム」を生む　116
　【プロジェクト研修】多職種合同研修プログラム　117
　【実践】ポートフォリオで、互いに思わず学んでしまう　118

D　研修効果をポートフォリオで飛躍させる　119

戦略1[俯瞰]　プロジェクト思考で研修効果を飛躍的向上　120
戦略2[価値化]　ポートフォリオで研修効果を飛躍的向上　121
研修前・研修中——ポートフォリオをめくりながらのコーチング　122
研修を実践につなげるためのコーチング　123

E　ポートフォリオが叶える未来　　126

ポートフォリオを活かす――20 の可能性　126
ポートフォリオを活かす――20 の具体例　127

F　知と感のシェアで未来を創造する　　129

Part

I

[基本]
意志ある学びを実現するポートフォリオ

AI、ロボット、本格的な高齢社会、地域医療……激変する時代、仕事のステージや働き方も多様になり、一人ひとりの学びも組織における教育もクリエイティブなものに進化します。到来するプロジェクト社会、ポートフォリオ時代に応える新しい教育をお伝えします。

Ⓐ 意志ある学びの時代へ

一人ひとりが輝く未来のために

AI（人工知能）時代。教育や人材育成のあり方や手段も変わります。AI・ロボットなどテクノロジーが果たせることはテクノロジーに任せ、人間は人間ならではの、人間にしかできない価値あるものを高める教育が必要です。

パターン化した作業や数値化できることは、AIが得意です。新しい時代に必要なのは、正解のある学びではなく、目の前の躍動する現実と対峙し、現実や未来をよりよくするための教育です。「こうなったらいいな」とありたい未来を描き、それを実行することは、私たち人間にしかできません。夢を叶えるために、物事を知り、考え、目標を実現する力がこれからの教育で求められます。

モノやプログラムと違い、私たち人間は一人として同じ存在はありません。皆、完全に違います。一人ひとりの感性や才能、オリジナルなものの見方、多様性こそが新しい時代に価値を持ちます。

「人間の領域」の仕事

教育や医療のような、目の前の人と向き合い、その人の持つ力や可能性を引き出す「ひとコンピテンシー」[1]が求められる「人間の領域」の仕事は、単に知識やスキルがあるだけでは成果を生み出せません。能力的に仕事ができるだけでなく、人間として「自らの成長・成熟を望み、未来志向でそこへ向かい続ける」意志が必要といえるでしょう。このように自らの成長を望む人は、現実に向き合い、他者に貢献しながら成長します。

よりよい未来を目指しビジョンを描く組織であればあるほど、このようなモチベーションの高い人を求めます。ここに意志ある学びを叶える「次世代プロジェクト学習」[2]が応えます。

「そこで成長できるか」で選ばれる

「成長できる組織」「学習する組織」には、力があり、伸びしろのある人が

1
ひとコンピテンシー
人間と直接かかわり、その成長や健康・生命の存続などを目的とする実践知。目の前の現実に対峙し、ビジョンを描く力を持って、全人格的に立ち向かう仕事（看護師や教師など）に高い成果を上げる力量、能力（筆者が生み出した表現）（＝「人間の領域の仕事」）。AIではかなわない人間ならではのふるまい。

2
次世代プロジェクト学習
意志ある学びを理念とした、プロジェクト手法による学習方法。目的（ビジョン）と目標（ゴール）を明確にして自ら目標へ向かう学習。目の前の現実から課題発見をする力、全体を俯瞰する力などが身につく。筆者が構想設計し、全国の教育界・医学界などプロフェッショナル教育に広がっている。

集まります。自らの成長を願う人は、「自分がそこで成長できるか」「教育や知性を尊重しているか」「これまでのやり方にこだわらず、挑戦的によりよい教育環境をつくり出そうとしているか」を、組織を選択する条件とします。

AI、ロボット、本格的な5G（第5世代移動通信システム）の到来など、激変する時代において、仕事のステージや働き方も変わり、一人ひとりの学びや組織における教育もクリエイティブなものに進化します。組織における研修や学びも、「一斉教育」から「カスタマイズされた学習・教育」、自分自身が理解し納得できるスタイルで、資質や個性をフルに伸ばせる、個に応じた教育体制へと変化が求められます。ここにポートフォリオが役立ちます。

自らの意志で学びを求める

充実した教育体制、組織内外の研修情報、オンライン講座などの手段、多様なメディアが自由に使えるIT環境。最新かつ最先端の情報が提供され、有効に活用でき、次世代プロジェクト学習やポートフォリオの導入などに積極的に取り組む組織を、自らの成長を願うモチベーションの高い人は選びます。

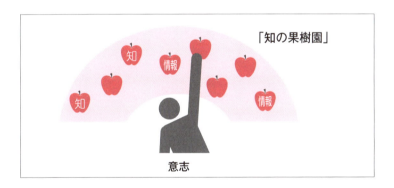

この時代、同じ組織・部署で同じ仕事を一生続ける人は多くありません。組織の再編成で、昨日まで自分が働いていた部署がなくなり新しい部署や仕事に就くことも珍しくありません。

自分の関心ある領域や仕事において、自ら経験や学びを求める時代です。どんな方法で学ぶのかも含め、自分で未来を選択できる意志こそ求められています。

多様なステージ、多様な成長

　組織の中だけではなく、地域で活躍したり、ネットを活かし起業するなど多様な生き方を選択する人が増えています。社会全体がこれまでの「組織社会」から「個人の時代」へダイナミックに移行しています。これまで組織で行ってきた研修のあり方を刷新する必要があるでしょう。

　どのような場で仕事をすることになったとしても、自分で自分を成長させる人を目指すという普遍的なゴールは同じです。ここにポートフォリオは不可欠です。

アップデートしつつ生きる時代

　今、基礎的な教育を終えた社会人の学び直し（リカレント教育）に注目が集まっています。様々なものが激変しつつある今、知識や学びを常にアップデートしつつ生きるということがより現実に近いといえるでしょう。

　右の図は、DNAの基本構造のように、二重らせんで「仕事」と「学び」をパラレルな存在とし、常に知をアップデートし成長するイメージを示したものです。

　ポートフォリオやプロジェクト学習が活きるシーンを球体で表現しています。

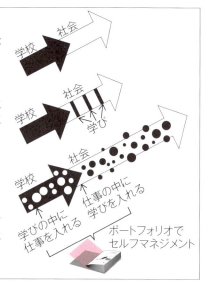

過去　学びは学校で完結
学校（基礎教育）で学んだことでその後の、仕事や生活がほぼ支障なくできます。

現在　一定期間ごとに学び直す
ITの著しい進展や産業構造の変化などに対応し、基礎教育後にも一定期間ごとに学びの機会を持ちます（リカレント教育）。

未来　アップデートしつつ生きる
AI時代、激変する社会。学校（基礎教育）の中に「新鮮な社会や仕事」を入れる。仕事しつつ自分自身をアップデートします（卒前、卒後の継続教育……看護教育はすでにこれを実現しているといえます）。

学びの進化——アップデートしつつ生きる

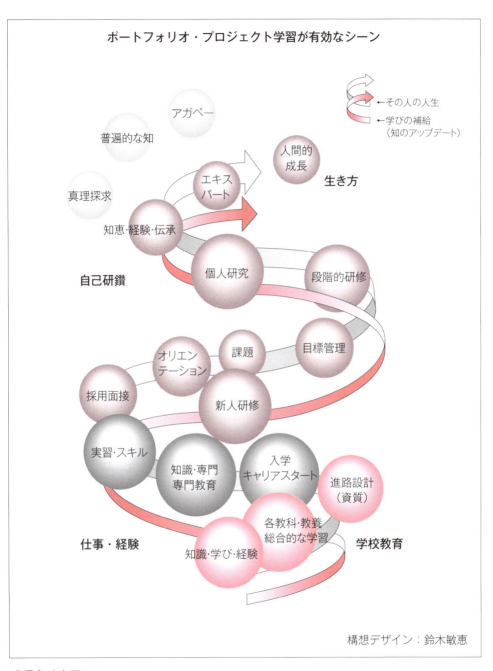

成長らせん図

B ポートフォリオの本質

ポートフォリオは作品ファイル

ポートフォリオとは、もともとは紙ばさみや作品ファイルを意味します。建築家やデザイナー、モデル、カメラマンなど個性や感性、才能などで勝負をする人はポートフォリオを持っています。ポートフォリオを見ると、その人ならではのセンスや仕事の仕方、ものの見方や考え方、持って生まれた才能、資質など、数値化できない個性や能力などが見えます。

ポートフォリオの本質は「知の一元化」

ポートフォリオは、自分がこれまで行ってきたことや考えたことを一元化するものです。ポートフォリオの本質はこの「知（情報）の一元化」にあります。結果ではなくゴールに至るプロセスを見ることができます。はじめから終わりまでプロセスの可視化、俯瞰という普遍的な機能により、ポートフォリオは成長や成果を求められるさまざまな領域で活用できるのです。

最初のページにはビジョンとゴール、ミッションなど未来への約束を書いた「ゴールシート」[3]を入れます。中身はテキスト資料だけでなくデータ、企画書、プレゼンテーションの下書き、写真、気づきメモなど、多様であることが肝心です。

3
ゴールシート
p.8

ポートフォリオに入れるもの

最初のページに
ビジョンとゴール
を書いたもの（ゴールシート）

全体が見えるもの
計画など

自分の関心・思考プロセス
「目標」「成果」「評価」

自分が考えたこと
自分が感じたこと
自分が価値を感じたもの

根拠ある情報

自分が表現したもの
自分が行ったこと
成果

□最初のページにゴールシートを入れる
□入れるものには、日付と出典を添える
□前から順に入れていく
□下書きやメモを捨てずに入れる
　（その時の様子や気持ち、エピソードを添えておくとよい）

ポートフォリオの3つの分類

　ポートフォリオは「何を軸に一元化するか」で3つに分けられます。自分の経験、関心、作品などを一元化したパーソナルポートフォリオ。プロジェクト学習や目標管理など一つのテーマで一元化したものをテーマポートフォリオ、自分自身の生活や身体、健康などセルフマネジメントに関するものを一元化するライフポートフォリオです。パーソナルポートフォリオはこの3つを包括する上位概念といえます。パーソナルポートフォリオは社会的側面からはキャリアポートフォリオへと発展します。採用などに使われるポートフォリオは、このパーソナルポートフォリオとキャリアポートフォリオです。[4]

ポートフォリオの3つのカテゴリー

4
「ティーチングポートフォリオ」も、ティーチング（教える）というテーマで一元化しているので、テーマポートフォリオの応用の一つといえる。

パーソナルポートフォリオからキャリアポートフォリオへ

　パーソナルポートフォリオは、自分自身を見つめたり考えたりするものです。一人の人間としての自分を理解してもらうことができます。キャリアポートフォリオは、本人ももちろんですが、社会や他者がその人の経験や仕事の進め方、考え方、能力、スキルなどを理解したいときに役立ちます。

キャリアポートフォリオは、基軸を「社会」とする。
効果：社会や他者に対して自分の行ってきたこと、仕事や経験を伝え、自分のもつ能力や可能性を示せる

パーソナルポートフォリオは、基軸を「個人」とする。
個人つまり自分の気持ちや資質や生き方などの理解のために活かす。効果：自己肯定感・資質発見

キャリアポートフォリオとパーソナルポートフォリオの関係

ポートフォリオの軸となるゴールシート

"未来"を書いて最初のページに入れる

　ビジョンとゴールを書いた紙を「ゴールシート」といいます。これをファイルの最初のページに入れます。ゴールシートを書き、ポートフォリオの表紙に入れ、ゴールへ向かう一つひとつのポートフォリオへ入れていきます。

　常にビジョン（目的）とゴール（目標）が見えることで目的意識をもって、ぶれずにゴールへ自らの意志で向かうことが可能となります。「何のために（目的）」「何をやり遂げたいのか（目標）」を常に掲げ、俯瞰することで客観的に考えることができ、クオリティの高い成果をもたらします。目標が明確なために、自分自身が何をどうすべきか、詳細にイメージできることで自身のパフォーマンスが向上するのです。

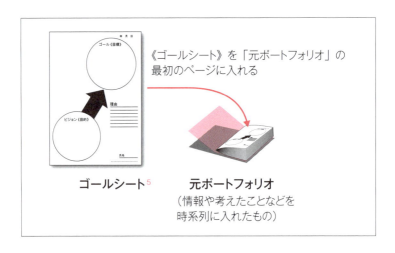

5
ゴールシートの描き方
p.37

思考プロセスが追える、評価できる

　ゴールシートに書かれたビジョンとゴールを押さえた上で、ページをめくりつつその内容を見ることでその人がどんな情報を手に入れ、どう考えたのか、思考→判断→表現→行動の一連を追うことができます。「結果」ではなく「プロセス」全体を俯瞰し、査定や数値によらない評価を実現します。

D プロジェクト学習とポートフォリオは両輪

意志ある学びを叶えるプロジェクト学習

　意志を胸に、自ら学び成長するためには、ありたい未来を描きそこへ向かって行く、内から湧き上がるようなモチベーションが必要です。何のために何をやり遂げたいのか、ビジョンとゴールを自ら掲げ、その実現に向けた課題を発見し、課題解決しながら向かう力が身につく新しい教育、プロジェクト学習がそれを叶えます。プロジェクトとは「何かを成し遂げる」「価値あるものを生み出す」という意味があります。そこには未知、挑戦、創造性、チーム、夢の結実などの要素があります。プロジェクト学習の手法で行う研修が「プロジェクト研修」です。[6]

知のアウトカム＝「凝縮ポートフォリオ」

　プロジェクト学習の最大の特徴は、学習のゴールに他者に役立つ「知の成果物」を生み出すことにあります。

　「知の成果物」は、「図書館活性化の提案集」や「こうすれば地域のみんなが避難できる！　行動提案集」など、現実的で自分たち以外の人にも役立つ貢献性のあるものにします。

[6] 「価値」を生み出すプロジェクト研修
研修もプロジェクト学習の手法で行います。「知の成果物」を生み出し、共有することで感動や達成感を得ることができる。プロジェクト学習の手順をシミュレーションしつつ展開するので、目標設定力、コンピテンシーや課題解決力などを習得することができる。

[7] ゴールへの軌跡をポートフォリオに
目標（ゴール）へ向かうなかで手に入れた情報や考えたことなどを、1冊のファイルに時系列に入れていく。このファイルを「元ポートフォリオ」と言う。元ポートフォリオがあるので、全体を俯瞰しながら戦略的に進めることができクオリティの高い目標達成を叶える。最後に元ポートフォリオを再構築して「凝縮ポートフォリオ」をつくる。

[8] ポートフォリオでメタ認知
ポートフォリオがあることで、、客観的に自分自身や自分が考え出したことを見ること、「メタ認知」を叶えます。自分で自分自身を見ることなしに人間の成長はありません。

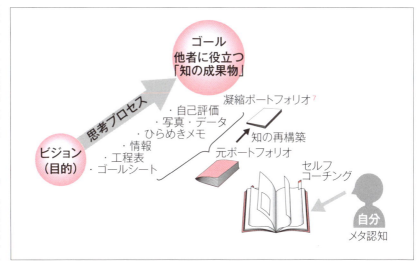

ゴールへの軌跡をポートフォリオへ[8]

プロジェクト学習で課題解決力を身につける

基本フェーズで身につけるコンピテンシー

プロジェクト学習は8つのフェーズからなります。

［準備］のフェーズでは「課題発見力」を、［ビジョン・ゴール］では「目標設定力」を、［計画］ではすべきことを考え出せる力を、［情報・解決策］では臨機応変に対応しつつ、情報を得て課題解決アイデアを生み出す力を、［制作］では課題解決のビジュアル表現力を、［プレゼンテーション］では知の共有の仕方を、［再構築］では論理的な表現力を、［成長確認］では経験を振り返り、成長した自分を自覚します。

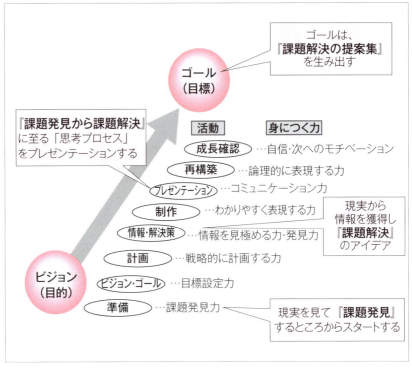

プロジェクト学習の基本フェーズで課題解決力が身につく

F ポートフォリオの知的活用

　ポートフォリオは、ある目標のもとに情報や行動をテキストや写真、画像などを一元化して可視化したファイルであり、パラパラとめくればその全体を見ること＝俯瞰ができます。そこには確かな事実や思考の根拠が入っているので、具体的な指導やコーチング、フェアな評価を可能とします。さらに一つひとつの知識を客観的にとらえ、自分の考えで自ら獲得した知を体系化できるという機能を果たします。

ポートフォリオの知的活用		効　果
キャリアデザイン	目標 →	・目標を達成して高い成果を出せる ・ゴールへの進捗状況が可視化できる
主体的な学び 課題の見出し 目標管理	評価 →	・自己評価、多面的な評価ができる ・プロセス評価ができる ・具体的な評価や支援ができる ・コンピテンシー評価ができる ・数値化できない評価ができる
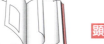	俯瞰 →	・成果や成長を客観的に俯瞰できる ・全体を見る意識が身につく
	顕在化 →	・課題発見から課題解決プロセスが見える ・「思考特性や行動特性」を見出せる ・「知」を共有し「全体知」にできる
メタ認知 セルフマネジメント	体系化 →	・確実にアウトカムを生み出せる ・知と知の関係が見える ・獲得した「知」の体系化ができる
人材育成 　意欲向上 組織マネジメント	対話 →	・事実に基づいた対話ができる ・自分自身を伝えることができる ・セルフマネジメントができる ・自尊感情、自己肯定感が湧く ・自己対話ができる

ポートフォリオで「キャリア」を見える化

一人ひとりがキャリアポートフォリオを持つ時代

　キャリアポートフォリオは、自分の専門性やスキル、自らの成長や可能性がわかるものを入れます。仕事や経験を重ねていく自分が客観的に見えるようなポートフォリオにしていきます。キャリアスタート、キャリアチェンジなどの際にポートフォリオを活かします。

ポートフォリオキャリアの時代⇒キャリアポートフォリオ

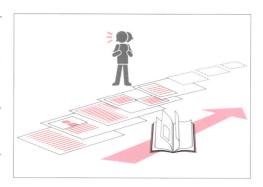

　複数の仕事を掛け持ちです＝キャリアの分散（キャリアポートフォリオ）が当たり前の時代です。

　自らのキャリアを自らマネジメントするキャリアポートフォリオの存在は必須と言えます。

組織主体のeポートフォリオだけにしない

　ポートフォリオは自分の意志で作成していくことに価値があります。
　「eポートフォリオ」[9]を組織で導入している場合、その組織のためのポートフォリオになっているケースが多く見受けられます。個人の情報をデジタルデータとして管理やキャリア支援に活かすことはあっても、当事者が自己学習に活かすことはごく少ない現状があります。また、ファイルを配って終わるなど、個人の成長につながるような使われ方をしていないところも少なくはありません。その理由は、ポートフォリオの本質や機能を知ることのないまま、ただカタチばかりの導入で終えているからです。

9
eポートフォリオ
活動や実績をコンピュータ上に記録するシステム。

クオリティ・オブ・キャリア（QOC）

知識創造型社会はすでに到来しています。グローバル化、就労観や価値観も多様化し、教育や成長のあり方も新しい考え方が求められています。これからの教育、自己の成長、キャリアデザインを考える上でクオリティ・オブ・キャリア（QOC）という考え方とその実践を提唱します。

Q O Cとは
クオリティオブキャリア

クオリティ・オブ・キャリアとは、キャリアの新しい考え方を提唱するために筆者が生み出した言葉です。"クオリティ"とは上質、洗練、唯一。それは目に見えない精神や感性が叶えます。"キャリア"とは能動的な経験で保有していく能力やスキル。一人ひとりが自らの成長を求める姿勢、他者への共感など人間として高くありたいと願い、学び続ける意志に価値を置く表現です。

クオリティ・オブ・キャリアとは、「今の社会の中でどうキャリアを積むか」という、はじめに社会ありきの考え方ではなく、「自分はどのように生きたいのか」「自分が納得する『自己成長』を求めてキャリアのクオリティを追求する生き方・働き方」を意味します。

QOC 4つの「知」

知識創造型社会は、正解やマニュアルなき時代です。そこでは知識量や専門的範囲における優位な能力ではなく、課題解決力、コンピテンシー、人間性など、複合的な能力、知性、感性の全体性が伴うことが求められます。QOCは、この全体性と人間性を極める姿勢が理念となります。それは「意志ある学び」「知性と感性の融合」「未来への貢献性」を特徴とします。

・・・

これまでの教育ではAの知識・スキルが多くでした。Bの高い人間性、Cのコンピテンシーや D の目標設定力、課題解決力などを獲得する学びは次世代プロジェクト学習が叶えます。

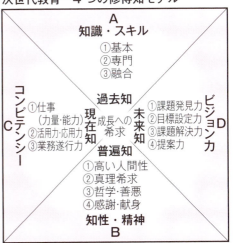

ポートフォリオの8つの機能

　ポートフォリオを最大限に活かすには、ポートフォリオが果たしうる8つの機能を理解することが必要です。ポートフォリオの8つの機能が、自ら成長しようとする意志をもち続けることを叶えます。

ポートフォリオの8つの機能

一冊のファイルを戦略的な仕組みと意図的なかかわりで成長ツールとして機能・拡張させ、ポートフォリオとします。大前提として、「潤沢な中身」が詰まっていること、「エビデンス」を示せるものが「時系列」に入っていること。

1. 意識化
ビジョンとゴールを明確にする
課題発見のセンサーを研ぎ澄ます

2. 一元化
バラバラの情報の一元化
思考をたどる拠りどころとなる

3. 俯瞰
全体と部分の関係が見える
プロセス全体が客観的に見える

4. 顕在化
暗黙知、潜在知、可能性が見える
人間的な要素　感性　能力

5. 価値化
経験に潜む意味・解釈
比較、相違、関係、関連が見える

6. 行動化
アウトカム
トライ・アンド・エラー

7. フィードバック
成果、成長
数値化できない評価

8. ストーリー化
過去、現在、未来を文脈でつなぐ
ストーリー展開へ進化

ポートフォリオ 8 機能　チェックリスト

1.　意　識　化
ビジョン・ゴール、題材（テーマ）を常に意識できる
- [ ] ビジョンとゴールを明確にした「ゴールシート」がポートフォリオ の冒頭にあるか
- [ ] 無意識から意識化して、はじめて見えるものがあるか

2.　一　元　化
情報→思考→判断→行動を一元化できる
- [ ] バラバラの情報を時系列で一元化しているか、ポートフォリオの中身のすべてにエビデンスはあるか
- [ ] ポートフォリオを感性でめくり、頭脳を働かせながら「思考プロセス」をたどることができるか

3.　俯　瞰
一元化されているので俯瞰できる
- [ ] 全体と部分の関係を見ようとしているか、部分と部分の共通性、普遍性をつかもうとしているか
- [ ] 経緯・経過を確かめるかのように、常にプロセス全体を客観的にとらえようとしているか

4.　顕　在　化
テキスト文書だけではなく、いろいろなものが入っているので、暗黙知が顕在化する
- [ ] 自分や他者の暗黙知を顕在化する努力を普段からしているか
- [ ] 「思考と行動」を言語化、ビジュアル化する語彙を豊かにもっているか

5.　価　値　化
俯瞰することで「一番重要なことは何か」など、価値を見出せる
- [ ] 経験を価値化することをしているか。そこに潜む意味を考えようとしているか
- [ ] ポートフォリオのページとページの「関係」に潜む意味、比較、相違、関連を見出そうとしているか

6.　行　動　化
ポートフォリオに"現実"や"経験"を入れることが、新たな行動を促す
- [ ] 行動することで、何かを作り出しているか。ゴールは「他者に役立つ"知のアウトカム"」
- [ ] 行動は現実にあり、現実は常に変化している。そこでトライ・アンド・エラーしているか

7.　フィードバック
ポートフォリオはゴールへの軌跡を顕在化し、確かなフィードバックができる
- [ ] ビジョンとゴールをポートフォリオの冒頭に入れているか（フィードバック：軌道修正）
- [ ] フェーズごとに立ち止まり、自分の成長を確認しているか

8.　ストーリー化
ポートフォリオをめくることで情報、思考、判断、行動（ふるまい）などを文脈（ストーリ）でとらえることができる
- [ ] 糸芯のように過去、現在、未来が文脈でつながれているか
- [ ] ポートフォリオをめくりながらストーリーとして語れるか

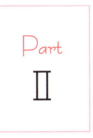

［教育］
教育プログラム

ポートフォリオを活かすことで、ものの見方、考え方、目の前の現状から課題を見出す力や正解のない課題へ向かう力が身につきます。そのためにどのような意識や教育力がいるのか、本章ではここをお伝えします。

A 基本プラットフォーム

　Part IIの内容はこのまま教育や研修で教えたり、使ったりできる"教育ツール"として展開しています。

　ポートフォリオ・プロジェクト学習についての基本的な知識、それはどこに導入できるのかどのように活かすことができるのか、活かすことでどのようなこれまでにない成果、効果をもたらすのかについてはPart Iのp.6からp.15までを活用してください。

ポートフォリオ・プロジェクト学習の基本

　教育や研修の目指すゴールは、知識を与えることでもスキルを覚えることでもなく、その学生やスタッフ自身がプロジェクトの手法で、「何のために何をやり遂げたいのか」と自問自答しつつ実践するように支援することです。そのゴールへ向かうプロセスをポートフォリオに自ら入れていくことで、自分のキャリアポートフォリオをスタートさせこれからの人生に活かしていくことが目的です。

活用と応用

　ポートフォリオやプロジェクト学習は知識ではなくツールです。右ページに、ポートフォリオをどこでどう活用できるのか、**導入・活用**することでどんなことができるのか目的別に探せる紹介ページを示します。

ポートフォリオ・プロジェクト学習で [教育・業務] の成果を高める		
導入・活用	目的・効果	関連ページ
□ セルフマネジメント	自己管理（２４時間の使い方／活動・睡眠・食事） 自分の生活を自分でマネジメントできるようにする	p.7、102、111
□ 研究・課題解決	ビジョンとゴールを明確にして意志をもって向かう 課題解決力／目的・目標遂行力	p.8-10、38
□ 採用面接	採用面接の時にポートフォリオを持参することで、表面的ではない人間性も伝わる	p.68-69、103、128
□ 新人研修	事前学習など学習の様子が見える 指導を受けるといま何が出来て何が出来ないかを伝えることができる 経験の可視化／リフレクション 自分の成長の可視化／客観的（＝自己を見ることが出来る）	p.74
□ 新人指導者・教育者	指導者と新人をつなぐツールとして、新人の研修や経験が見えるので、最適な指導ができる	p.40-45、48、89-94
□ 中堅研修	中堅のもつ暗黙知の可視化、顕在化により新人へ伝承することを叶える	p.95-97
□ キャリアデザイン	なりたい自分になるために、どんな学びや経験を積めばいいのかが見える 何を大切にして生きていきたいのか、自分の未来のありたい像を考え、描いてみる	p.12、42、69-72、102-104
□ 目標管理・業務改善	目標へ向かうために、「何のために（目的）、何をやり遂げたいのか（目標）」を明確にし、プロジェクト学習の手法を実践できる 目標へ向かう軌跡をポートフォリオで一元化、そのプロセスを共有することで組織全体が高まる ゴールへどうたどり着いたかそのプロセスと成果を見ることができる	p.8、35-37、99
□ プロジェクト研修	プロジェクト学習の手法で研修を行うことで、「知のアウトカム（成果物）」を生み出すことができる	p.9、67、114-116

B 8つの知的スキル

　ポートフォリオにはゴールへ向かうプロセスで手に入れた知識や情報が入っています。価値ある成果を生み出すためには、これらを活かし考え、課題を解決する力、判断力、行動力などの知的スキルが必要です。
　ここでは新しい時代に必要な8つの知的スキルをお伝えします。

1 「考える」とは何かを理解する

「考える」とはどういうことか

　「よく考えよう」「考える力を身につけよう」という表現を使いますが、一体「考える」とはどのようなことなのでしょうか。AI時代の「考える力」とは単に「知識をたくさん持っている、公式を使い問題が解ける」ということではありません。目の前の現実をみて課題を見出し、創造的なアイデアで立ち向かう力、知識や手に入れた情報を使い、現実の課題を解決することができるという正解のないことを生み出せる力のことです。

考えるとは

頭の中の知識（点）と知識をつなげること、接点をつくること、関係付けたり、関連させたりすること。頭の中で、知識と知識、知識と情報を照らし合わせ、関係づけたり、比較・相似・分類したりします。「あっ！わかった！」と言った瞬間は、頭の中の知識と獲得した知識がつながった瞬間ともいえます。

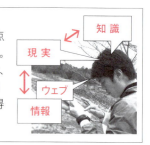

考えるためには「情報」がいる

　現実の問題を解決するためには、現実から情報を獲得する力が必要です。能力（知識やスキル）をいくら高めてもそれだけでは現実の仕事で成果をあげることはできません。目の前の状況を見て、そこから事実（ファクト）をつかみ、情報を獲得する力が必要なのです。

［現実］からの情報獲得力 × 能力（知識・スキル） ＝ 成果（仕事ができる）

2 「考える力」を高める

「考える」ために必要なもの

　考えるとは、頭の中の知識（点）や情報（点）をつなげること、それらを関係付けたり、関連させたりすること、照らし合わせたり、比較、相似、分類したりすること。ここがわかれば、考える力を高めるために次のようなアプローチを学習者にすることができます。

① 何のために考えるのか？

　　　目的も向かう方向もなく、考えたり、探求したり、判断するということはありません、探求や、思案するときにブレないために「何のために、何をやり遂げたいのか？」という目的や目標を明確にします。

② その目的のためには、どんな知識や情報・データがいるのか

　　　□ 絶対に必要な情報（データ）って？

③ 今はどんな知識や情報を持っているのか

　　　□ 頭の中に必要な知識や情報はあるのか
　　　□ （なければ、）自分の手を伸ばし情報を獲得する
　　　□ その情報はどこにあるのか、予想がつくのか

④ ここから、本当の「考える」が始まる（点と点をつなげる）

　　　□ 情報と情報を関係づける
　　　□ 自分の持っている知識と情報を照らし合わせる

3 「考動知性」とは

思考（Brain）と行動（Action）の関係を理解する

「考動知性」[1]とは、目の前の現実の状況や人から必要情報を獲得し、考え判断し最適に行動できる力を意味します。「思考（B）」と「行動（A）」が一体化したスマートな知性のことです。AI・ロボティクスにはない、人間にしか果たせないこと、心身一体の能力を意味する筆者が考えた表現です。「考動知性を理解する」や「考動知性を高める研修」というように使います。

> 1
> 考動知性とは
> 目の前の現実を見て、必要な情報を手に入れ自ら考え、最適に行動できる力（筆者）。

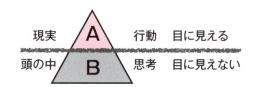

ABiz（エビイズ）
Action（アクション）：行動、働き、作用、動作、活動
Brain（ブレーン）：頭脳、思考
Intelligence（インテリジェンス）：知性、叡智、賢明、知恵
知性とは物事を知り考えたり判断したりすること

考動知性を理解する

「考動知性」を高める教育とは

その人のふるまい（行動や言動）を変えたいのなら「何を考えて、そうしたのか？」と、思考と行動を分けて考える必要があります。「行動」（A）の奥には、「思考」（B）があります。行動だけのことも、思考だけのこともありません。思考が間違えていたら、正しく行動することはできません。

① 何をどう考えて（B）
↓
② 行動したのか（A）

4 考えるために情報を獲得する

「考える」ためには「情報」が要る

現実の課題を「考える」ためには現実から情報を獲得する必要があります。

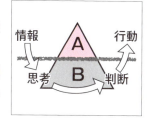

「考えながら仕事をする」とは情報→思考→判断→行動がすばやく最適にされている状態ともいえます。

現実から『情報』を得て『知識』と照らし合わせて考え（判断）して、現実へ『行動』するわけです。

<＜情報→思考→判断→行動＞

①「情報」を現実から獲得する力
　↓
②「思考」情報と知識を照らし合わせる思考力
　↓
③「判断」判断するための基軸を持っている
　↓
④「行動」「これ！」と決め、最適なふるまいをする

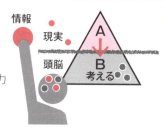

考動知性の高い「介助」

例えば「車いすを押す」という行動は、「この人は、不安そうな表情をしているな（行動からの情報獲得）。久々の外出だからかな（思考・知識）。じゃあゆっくり車いすを押そう」と頭の中で考えて、行動しているわけです。

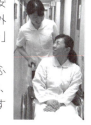

いい仕事をする人と、そうでない人にはその行動（動き、ふるまい）が違います。対象者にかける言葉、そのトーン、表情、間合い、力を入れて支える箇所、タイミング……それは介助する人の思考、頭の中で行われていることが多いのです。

上手な人は、現実から必要な情報を的確かつ瞬時に獲得し、思考・判断してふるまいに活かしています。得るべき情報を見逃すことなく瞬時に獲得し思考し、判断軸と照らし合わせて声をかけたりしているのです。その意識、その判断、微妙な行動への反映に普遍性があるので、対象者が変わってもうまくできます。状況や対象は常に変わるため、普遍性をもって「人間にしか果たせないこと」「考動知性」を身につけます。

5 「思考と行動」を変えるコーチング

ポイント＝「何を考えて、そうしたのか？」

「行動」が間違えていたら、その前の「思考」プロセスのどこかが違う可能性があります。行動だけを見て「それ、違うでしょう！」「こうするの！」と行動だけを注意したり、指示するだけでは、相手は成長しません。その人を伸ばしてあげようと思ったら、正しい思考手順を的確に伝える必要があります。

① 「情報」を現実から十分獲得できていない。
　　あるいは得た「情報」が偏っている、間違えている
　　　↓
② 情報と照らし合わせる「知識」がない。
　　あるいは「知識」が間違えている、偏っている
　　　↓
③ 判断するための、基軸がない。
　　「目的・何のために、目標・何をやり遂げたいのか」がない

　"イマイチ指導者"は「目に見える」現象だけを言ってしまいます。

　　　「どうしてできないの？」

　　　「肝心なところ、すっとばしちゃったよね」

　いずれにしても行動だけ見て相手の頭の中を見ようとしていません。ただ目に見えることを"型"と照らし合わせて、「それ違うよ」と指摘しているだけです。

　"イケてる指導者"は、学習者の思考プロセスをたどるかのように、シンクロしつつ、学習者の頭の中の行動と思考の行き来を見ようとします。

　　　「何を見て（どう考えて）、そうしたの？」

　　　「どんな情報を手に入れたの？」

　　　「何と何を比較して、そうしたの？」

　　　「判断の決め手は？」

6　ポートフォリオを活かした対話コーチング

「行動」を見て「思考」を問う

対話するときには机の上にポートフォリオが広げられるゆったりしたテーブルを用意します。ポートフォリオをめくりつつ、思考・判断・表現・行動のプロセスを、断片でなく「ゴールへ向かうストーリー」として追うように対話します。

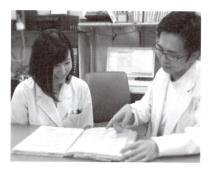

「どのような情報を獲得したか」「その思考手順に漏れはないか」などを学習の軌跡を辿りながら、思考や行動を追うことができます、

ポートフォリオで対話のポイント

- □ はじめのページからめくり、課題発見から解決に至るプロセスを見る
- □ 「目標」と「成果」を照らし合わせるようにして見る
- □ 目に見えない頭の中の思考プロセスを逆にたどるように見る
- □ 部分だけ見て評価しない
- □ 根拠ある評価、フィードバックを意識する

なぜ「対話コーチング」が必要か

管理者や教育者には、目の前の人を伸ばすために「対話コーチング力」が求められます。その目的は、相手がもともと持っている力を見出し引き出すためです。ここにポートフォリオを活かした「対話コーチング」が有効です。

相手を伸ばすこと、潜在的な可能性や意欲を高めるため、対話コーチングで気づきを促す、その人の行動、ふるまい、仕事の仕方など価値あることを引き出したり、光をあてることができます。

プロジェクト学習もポートフォリオ活用も「対話コーチング」ができてこそと言えます。質の高いルーブリックも、そこに自己対話や指導者の対話コーチングがあってはじめて成長に役立つといえるでしょう。

学習者同士が相互に対話コーチング

　指導者や教師がコマンド（命令的）やティーチング（教えてしまう）ではなく、日常的に、「何のために？」「一番先に考える必要があるのは何？」など、学習者の内から湧き上がるような、思考や判断を促すコーチングをすることが大切です。

「これはしない！」

□ すぐに「それはこういうことなのね？」とまとめてしまう

□ ついつい「それにこれもあるわよね」と、相手が言い終える前に補足してしまう

□ パターンや相似に当てはめてしまう　「ゆとり世代ならではね」など

□ 表情だけ笑顔、口角だけ上がっている

□ 相手の前で、手元の時計、時間をちょこちょこ確認する

※ 相手に媚びない、流されない。自分が貫きたい芯を内に持つ

「このセリフは使わない」

□ 無駄な記憶をたどらせる→「教科書のどこにそんなこと書いてあったの！？」

□ 実は意味のない日本語　→「よーく考えてしなさい」「ちゃんとしなさい」

□ 脅かし表現　　　　　　→「困るのはあなたなのよ」

7　暗黙知をポートフォリオで顕在化する

AI時代に価値を放つ「暗黙知」

　暗黙知に満ちている仕事とはどのようなものでしょうか。

　例えば、傍目にはわからない繊細な光の反射を見極めつつ、名刀を生み出す刀鍛冶などの仕事も暗黙知に満ちています。弟子に言葉やマニュアルで教えられるものではないからです。優れた料理家も「暗黙知のなせる技」といえるかもしれません。

　最も複雑でデータ化しがたい、暗黙知に満ちた仕事の一つが目の前の人を見つめ守る看護師の仕事ではないかと私は思っています。

「暗黙知」に満ちている仕事

　AI時代になぜいつも看護師の仕事は残るといわれるかというと、看護師の仕事は言葉で説明できない表情、何げないタッキング、気づかぬくらいわずかなふるまいなど、「暗黙知」に満ちているからです。AI・ロボットなどは、暗黙知の実行はできません。AIは、「顕在化」しているものに可能性を発揮するものです。

> **暗黙知とは言葉にしがたい「知的ふるまい」**
>
> 　AI・ロボットなどが不得意なことは、暗黙知の実行です。暗黙知とは経験的に身に付けた知識や独特の工夫など、簡単に言葉では説明できない"知識"のことです。
>
> 　知識とは、ある事柄について広く知ること、つまり一個のドット（点）やかけらではなく、それらをパーッと広げたイメージ。暗黙知は、経験知でもあります。経験により身に付いた、自分でも意識していない価値ある知を暗黙知と言います。

暗黙知をポートフォリオで顕在化する

　暗黙知を発揮して行う仕事は、経験知・身体知として本人も無意識に行っているものです。無意識ゆえに"意図的"に他者へ伝えたり説明したりすることが難しいといえます。しかし、経験したことが入っているポートフォリオがあれば……その時のメモ書きやシンプルな線で描かれたスケッチなどを見ると、それが呼び水となり、そのシーンを思い出すこととなります。頭に再び浮かんだその映像があれば、本人自身がそれを客観的に見て、人に話すことができるのです。

どう暗黙知を引き継ぐか

　暗黙知に満ちた仕事に潜むのは、目に見えるアクションではなく、水面下にある思考の複雑さ、俊敏さによるものです。自ら得た知識や情報というパーツをいかに他のパーツと関連づけるか、瞬時に無限といえる組み合わせができるかどうかにかかっています。しかし、実はそのプロセスには水が上から下へ流れるように普遍性や本質があります。

　それは、結果の数値や現象などの情報だけ伝えようとしてもうまくいかないというものです。「そのスキルをどう習得したか」というプロセスをポートフォリオをめくりながら見せたり語ったりすることが有効です。暗黙知は経験知でもありますから、聞き手はプロセスを共有することで、そのことを疑似体験、あるいは追体験することになり、そのプロセスに潜む、一瞬一瞬のディテールを漏らさず見出せるのです。

8 「リフレクション・リフレーミング」を理解する

ポートフォリオでリフレクション・リフレーミング

　成長のためには自己評価や、他者や指導者との対話をとおして、リフレクション（内省・内観）することが大事です。ポートフォリオを活かすことで根拠あるリフレクションができます。記憶ではなく事実を元にした対話、ここにポートフォリオが不可欠なのです。ポートフォリオをめくりつつ

　　　　　「その時の状況を教えてくれる？」
　　　　　「その前は何を考えていたんだっけ？」
　　　　　「その後はどんな感情だった？」
　　　　　「その時、ほかにはどんな対応が考えられる？」
　　　　　「同じような状況になったら、今ならどうできると思う？」
　　　　　「それをするために何が必要？」

などと問いかけます。

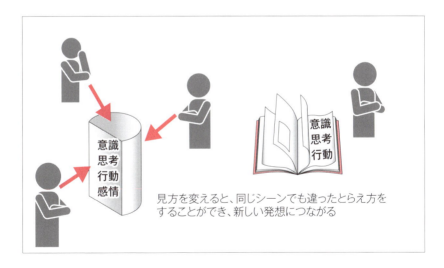

見方を変えると、同じシーンでも違ったとらえ方をすることができ、新しい発想につながる

2R（リフレクション・リフレーミング）
──ポートフォリオで現在、過去、未来をリフレーミング

　ポートフォリオはリフレクション（内観、内省）に役立ちます。何のためにリフレクションするのか、その目的が大事です。言うまでもなく、よりよ

く成長するためです。過去の自分を、現在の自分が見て、未来へ向かい成長するという目的のためにポートフォリオでリフレクションします。

「なぜ自分は、あの時あんなふうに言ったんだろう？」

「1カ月たった今、自分だったら何と言うだろう？」

というように、これまでの出来事や気持ちを振り返り、そこから課題を見出します。

リフレーミングは、ものの見方を変えることです。私たちは、物事や現象を思い込みや自分の見たいように見ていますが、これまでとの違う見方や感じ方をすることで、考え方やとらえ方の枠組みを変えていきます。

ポートフォリオを活かし、大切なことが見える＜リフレーミング＞

〈リフレーミング〉でポートフォリオを見ることを促すコーチング

「今までと違う見方をしてみよう」

「自分と逆の立場で見てみよう」

「尊敬するあの人の考え方で見てみよう」

「初めて見るまっさらな人、となって見てみよう」

「最良をイメージ、描くように見てみよう」

「幸せな気持ちで見てみよう」

「素直にうれしい気持ちで見てみよう」

「多面的・多角的」に考えるとは

「多面的、多角的に考えよう」という言葉をしばしば使います。それぞれの意味の違いをしっかりと理解した上でその言葉を使う必要があります。りんごを題材に多面的、多角的ということを考えてみましょう。

【多面的】とは

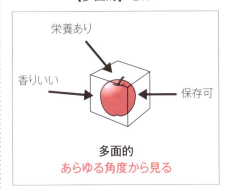

多面的
あらゆる角度から見る

【多角的】とは

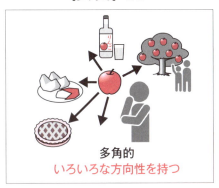

多角的
いろいろな方向性を持つ

　"多面的"という表現は、「りんごが持っている特徴や特性を多面的に考えてみる」という具合に使います。

　例えば「りんごは栄養がある」「りんごは香りがいい」「りんごは保存がきく」というように、さまざまな方面からりんごの特徴をあげる場合を、「多面的に考える」といいます。

　"多角的"という表現は「りんごでどう収益を生むかを、多角的に考えてみよう」という具合に使います。「りんごで酢を作りダイエット指向の人にPRする」「りんご狩りを企画するのはどうか」など、組み合わせなどの知恵、工夫、戦略、発展的な考え方がそこに含まれます。

C 7つの課題解決ツール

1 「情報を獲得する」ための対話コーチング

コーチング以前に……

　コーチングは相手の中にある課題や関心を引き出すよう促したり、こんがらがってしまっているものを整理する力になります。相手の中に何かしら"在る"からコーチングができるのです。

　もし課題や関心が"ほぼ無い"状態であれば、コーチングの前に知識を増やすこと、それについて少なからず関心を持つことが必要になります。

　情報を獲得するための対話コーチングでは、例えば「ラウンド（病棟や病室の見回り）するとき、何に注意する？」とコーチングするより、「あの患者さん、どういう状態でいてほしい？」と声を掛けます。

情報獲得3つのポイント

＜チェックポイント＞	＜対話コーチングスキル＞
⑴ 確かな情報か	→ 「いつの情報？」
⑵ 情報が偏ってないか	→ 「あなたと逆の考えの情報も手に入れた？」
⑶ 情報が足りているのか	→ 「新人の情報は？」
	「はい、記録を見てきました」
	「ほかに見るべきものは？」

現実から「情報を獲得する」コーチング

　無意識なままだといくら目の前にりんご（情報）があっても見えません。学習者が目の前の課題となり得るさまざまな状況を、「情報」としてとらえるように、無意識から意識化する対話的なコーチングをします。

　それは「〇〇〇　今はどうなの？」（例「図書館の利用状況、今はどうなの？」「地震が発生したとき、通学路の危険って今はどうなの？」）というように"気づき"を促すコーチングをします[2]。

2
p.36

32

2 「課題発見」の対話コーチング

「課題発見」の思考プロセス

目の前の現実から課題を見出し解決する力、課題発見力、解決力を身につける必要があります。それは知識を教える教育とは異なり、「課題発見をしなさい」と指示したら「はい、わかりました」と簡単に果たせるものではありません。

まずは、「課題とは何か」を知ることが必要です。図を見てください。課題とはありたい状態と現実（現状）とのギャップにあるものです。例えば、
「災害時に外国の方も速やかに避難できるようにしたい」（ありたい状態）
「街にある避難所案内はすべて日本語だけ」（現状）
「外国の方も読める避難表記がない」（課題）となります。

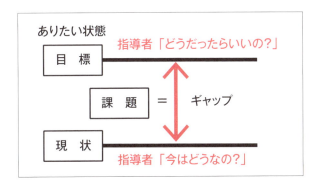

「課題発見」の対話コーチング

「課題」はありたい状態と現状とのギャップにある。ということは、「課題を発見しなさい」から始めるのではなく、対象者がまず「ありたい状態をしっかり描くこと（描けること）」そして「現状がつかめていること」を確認することが必要です。

対話コーチングとしては
指導者「今はどうなの？」（と現状を問う）
学習者「今は、街にある避難所案内はすべて日本語だけです」
指導者「どうだったらいいの？」（と、ありたい状態を明確に描いている

かを問う）

　学習者「外国の方も避難所へ向かい、速やかに逃げることができたらいい
　　　　　と思います」

　指導者「課題を一言で言えば？」

　学習者「外国の方にわかる避難表記が街にない、ということです」

　という具合になります。

　「今はどうなの？」と問い、現状を見ること（意識すること）を促すコーチングをします。"今"のところを変えて「"朝"はどうなの？」としても多面的視点を促すこともできます。

3 『目標設定』の考え方と対話コーチング

目標設定から始めない

　目標は「これを何とかしたい！」という課題意識があればこそ存在するものです。目標設定を促すには、「目標を書きましょう」から始めるのではなく、その人の中の『課題意識』を立ち上げることから始めることが大事です。「何とかしたい」という課題意識を掘り起こします。

指導者・管理者は

　「その人にやらせる」のではなく、「その人を成長させる」ことが必要です。「課題を発見させる」のではなく、その人が「課題意識をもつ人」へ成長するように促します。

　組織の目標管理の場合も、対話コーチングでかかわることで、学習者は自分が取り組みたいことを知り、その目標設定に近づくことができます。学習者が大きな視点で課題意識を持つようになれば、自然にそれは組織目標や、部署目標と自分の目標がマッチするものとなります。

　たとえば、組織全体の目標は、"地域に愛される"というように、とても大きな世界観をうたっているものがあります。こうした場合は、次のような対話コーチングから始めてもいいでしょう。

　「この地域はどんな特徴がある？」「愛されるって具体的にはどんなことだろう」など、未来指向の表現でやりとりすることで、相手の世界観が広がりワクワクします。それは「自由に自分のイメージを広げていい」というメッセージにもなります。

目標管理の対話コーチング

① 【認識】
部署の目標を見て「その言葉」について考えます。
↓
② 【意識化】
「その言葉」を太字で描き、見ながら頭に浮かぶこと、知っていることをどんどん書き出します。

意識とは
その言葉、そのことを頭の中に置いて、物事を見聞きすること
・無意識から意識化へ
・意識しているから見える

↓
③ 【情報獲得】[3]
「その言葉」に関することを探すつもりで目の前の現実を見ます。
↓
④ 【ポートフォリオ】
「その言葉」を念頭に置きながら、気づいたことや感じたことなどをどんどん写真やメモをポートフォリオへ入れていきます。

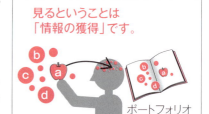

見るということは「情報の獲得」です。

ニュースや人の話、データなど、関連しそうなことを意識して手に入れ、ポートフォリオへ入れていきます（1週間以上）。
↓
⑤ 【課題意識】
ポートフォリオを見て、中に入っている気になったこと（課題）を見ながら改めて「これはどうだったらいいのか？」と「ありたい状態」を描きます。
「今はどうなの？」（現状）
「どうだったらいいの？」（ありたい状態）

『目標設定』の対話コーチング

課題意識を明確にしたら、次は「課題」を「目標」へ昇華させます。

① 【情報収集】
　ポートフォリオに一定期間、情報を溜めていきます。
　↓
② 【客観】
　ポートフォリオを客観的に、はじめから、終わりまで全体を見ます。
　↓
③ 【絞り込み】
　たくさんある課題から、目標を絞り込みます。
　指導者「どの課題が一番、その患者さんにとって問題と思う？」
　学習者「この患者さんにとっては、ベッド周りで転ぶことです」
　↓
④ 【課題】
　指導者「確かに！　それどうだったらいいの？」と、課題（困ったこと）をビジョン（願い）の表現にします。
　↓
⑤ 【ゴールシート】
　学習者「患者さんがベッド周りで転ばないようにしたいです」と、願いの表現になります。

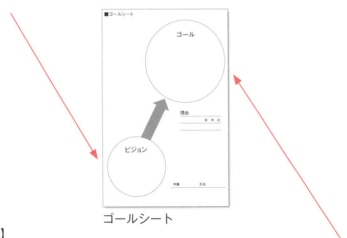

ゴールシート

⑥ 【目標】
　指導者「では、そのために何を目標にする？」
　学習者「チーム全体で、ベッド周りの環境を常に整える仕組みをつくりたいと思います」
　↓
⑦ 【ゴールシート】
　ゴールシートに願いと目標を書いて、ポートフォリオの最初のページに入れます。

4 課題意識を立ち上げる対話コーチング

目標設定ができない人への対話コーチングはどうしたらいいでしょうか。「何とかしたい」という「課題」があるからこそ「目標」がそこに設定されます。目標設定の前に「課題意識」を持つシーンを設けます。

"自分ごと"の課題があれば、モチベーションを高く持って、長期にわたりゴールに向かう意欲が継続することになります。

「何を解決したい？」

「"あなたが"何とかしたいことは？」

などと展開していると、課題・目標につながります。

対話コーチングの例

指導者「改めて教えてください。あなたが気づいたことは？」
学習者「外国の方は地震が起きたら困るだろう、ということです」
指導者「では、どうだったらいいの？」
学習者「外国の方も地震が起きたとき、私たちと同じように避難できたらいいと思います」
指導者「そのために具体的に何をしたら効果がありますか？」（具体的に目指すゴールを決定）
学習者「外国の方にわかる避難表記をつくることです！」

課題発見にはモチベーションがいる

課題とは、一言で言えば「なんとかしたい」というもの。「このままじゃいけない、なんとかしたい」というモチベーションが課題発見には必要。

「何とかしたい」を立ち上げる

① 常に「知識を入れる」「知識を広げる」「知識を獲得する」
② 現状を見れば、目の前には問題を抱えた人がいる、社会的なことがネット上にたくさんある。多面的、多角的な情報を入れることで、課題が見えてくる
③ なんとかしなくちゃ！（課題）は自分の今いるポジションで考える

5 『判断力』を高める対話コーチング

「判断材料」は十分か？

　判断できる人とは「そのことをしたとき、どうなるのか」とありとあらゆることを本気で徹底的に、頭の中で考えることができる人です。判断するためには、判断に足りる十分な材料が必要です。この場合、材料は"知識"や"情報"です。ですから、対話コーチングでは最初に、「判断材料は全部、そろっているのか」を押さえます。

　判断するためには、知識と知識や情報と情報を照らし合わせたり、関係付けたりすることが必要です。知識や情報がそろっていなかったり、不十分なまま判断することは、「あるべき素材がないまま期待どおりの料理をしようとすること」と同じです。

ポートフォリオの活用

　どんなに優秀な人でも判断する材料（知識や情報）のすべてが、頭に入っていることはありません。資料、データ、根拠となる論文など判断材料を"手元"に持っているはずです。それらををを一元化し、客観的に見ることができるのがポートフォリオです。

「判断軸」をもっているか？

　どちらにするかを判断するためには、判断軸が必要です。例えば飛行機で行くか、それとも電車で行くか…。「早く着きたい」ということであれば"早さ"という軸で「飛行機にしよう」と判断します。あるいは、体の不自由な方の介助をするとき、どこまで支援するかを考えるとき、その方の「尊厳・自立」ということを軸に判断することもあるでしょう。

> **対話コーチング**
>
> 「何と何をくらべて判断したの？」
> 「判断するために他に手に入れた情報は？」
> 　……判断材料は十分だったのかを確認するコーチング
>
> 「何をよりどころにして決めたの？」
> 　……その人が判断するための軸を持っていたのかを問う

6 『OJT』で成長させる教育力

　組織において教育担当ではなくてもすべての人はOJT（On-the-Job Training）を担い、新人などを育成する可能性があります。

　今は自ら先輩の仕事の仕方を見て学ぶということが少なくなってきており、指導を担当する人は、仕事の伝え方、見せ方に工夫や配慮が必要といえます。

　学習者が後ろにいたら、「見えるところに立ちなさい」と促したり、その学習者に自分の動きがどう見えるかを考えながら、言葉を選び、しぐさを見せます。以下に役立つ３枚のカードを示します。力量のある指導者になるために活用してください。

カード1　　OJT　指導者モデル　―　[動作・手技・ふるまい]

　学習者がその行為ができるようになるためには、「見ていなさい」という単純なコマンド（命令）的言葉ではなく、「ここ見える？　そう、ここをこんなふうに先に押さえるのよ」というように、自分の動作を学習者へ見せることを前提に自分の体を動かします。以下でチェックしてみましょう。

レベル1　　□ 自分の"仕事の仕方"を見せることができる
　↓
レベル2　　□ 自分の仕事の仕方を見せながら言葉にして説明することができる
　↓
レベル3　　□ 自分の仕事の仕方を見せながら説明するだけでなく、相手の反応を確認できる

カード2　OJT　指導者モデル　―　[思考プロセス]

　一連の思考手順こそ考える力の本質です。「ここをこんなふうに先に押さえるのよ」と、自分の思考プロセスや価値あるポイントを描いて見せます。相手の表情を見つつ、理解を測りながらコーチングします。

レベル1　□ 自分の頭の中で行われている思考手順を、言葉にして説明することができる

　↓

レベル2　□ 目の前の学習者が理解しているか?と推し量りながら説明できる

　↓

レベル3　□ 学習者の理解度をはかりながら、正しい思考手順や考え方を図や線で描きつつ見せながら説明できる

カード3　OJT 指導者モデル　―　[評価／フィードバック]

　優れた指導者は優れた評価者でもあります。肝心なのは、成長への評価ができることです。評価とは、価値を見出すこと。「できている」「できていない」と判定することでも、数字で点数化することでもありません。点数だけでは「どこが良くて、何が改善の余地があるのか」がわからないだけでなく、学習者の「成長したい」というモチベーションが高まらないのです。

　相手のモチベーションを上げつつも、成長に役立つフィードバックができるかチェックしてみましょう。

レベル1　□ 間違えているところの指摘だけでなく、良かったら「良かった」と賞賛を伝えられる

　↓

レベル2　□「どこが、どう良かったのか」「良くなければ、どこが良くなかったか」を具体的に伝えられる

　↓

レベル3　□ 良くなかった場合、どうすれば良くなるか、具体的な案を相手にわかりやすく提案することができる

　↓

レベル4　□ 学習者が自分から「ここが良くて、ここが違った」と見出せる対話コーチングができる

7 未来へ『キャリアビジョン』を描く

自分の意志で未来へ向かおう!

　スタートする時には自分の意志で未来へ向かおうとする、内なる決意が必要です。ここにポートフォリオとプロジェクト学習が活きます。知識やスキルをどんどん詰め込む前に「自分がなぜこの仕事を選んだのか」や、「この仕事の価値」を考える時間をもちましょう。

　スタートの時に、これから始まる未来へ向かい、自分が目指すビジョンやゴールをしっかり考える研修を設けます（PartⅣ・Ⅴ）。新人ですから、仕事は上手ではなく落ち込みそうな時も、視線の先に楽しみな未来を描けば、自然と心も未来志向になります。

ビジョンとゴールをイメージする

　新しい人生の局面へ向かう時、その未来をポジティブにイメージできる知性を身につけることが目的です。「ビジョン：何のために？」と「具体的なゴール：何をやり遂げたいのか」を書いたゴールシートをキャリアポートフォリオの表紙に入れて自分の意志で未来へスタートします。

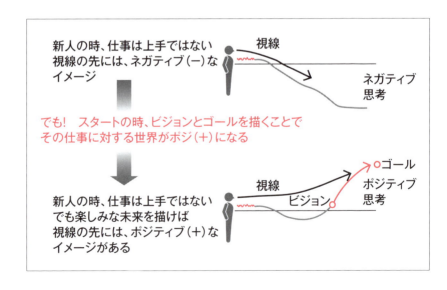

「ポートフォリオ」と照らし合わせて対話する

　評価とは、採点やランク付けではなく"価値を見出すこと"です。その人が何をやろうとして（目標）、何をどんな風にしたのか……結果ではなくそのプロセスを聞きたいという"心の整え"が指導者には必要です。

　　　「ポートフォリオ」をめくりつつ
　　　「目標は何ですか？」
　　　「どうぞゴールシートを見せて」
　　　「行動計画のここに書いてあるのはどうやったの？」
　　　「具体的には？（聞かせてではなく）"見せて"（とポートフォリオ開きつつ）」
　　　「そのためにどんな情報を得た？　手に入れたの？　ふむふむ（とポートフォリオ
　　　をめくりつつ）すごいね、なるほど！」
　　　「これ、役に立ったでしょう？　この資料はどこから手に入れたの？」
　　　「そのために何か準備した？　聞かせて」
　　　「ふーん、手間かけただけのことあるね〜！　すごい！」
　　　「で、次見せて、見せて！」
　　　「これは何月のことだっけ？」
　　　「この時、他の人もいたの？」
　　　「で、こうしたんだ（とポートフォリオ見つつ）」
　　　「何と何を比べて　こうしたの？」
　　　「その決め手は？」

　大事なことは、目に見える行動を問うのではなく、その奥にある考えや思いを対話コーチングで顕在化することです。

気づく、語る、を引き出す対話コーチング

　ポートフォリオがあれば話がしやすく、かつその時のリアルな映像がよみがえります。何より大事なことは、学習者自身が過去の事実から"悟る"ような展開です。過去のポートフォリオのページを見て「あっ！」と悟り、「次はもっと工夫してやってみよう」「もっと学びたい」と、良き未来へ自分から向かおうとすることです。

　　＜目的にあったコーチング＞
　　「じゃあ明日もし同じシーンになったら　どうする？」
　　「何の情報を事前に得る？」
　　「それ、いつするの？何時頃するの？」
　　「いいね！　工夫したのですね」
　　「どんな工夫をするの？」
　　「その前にどんな情報を得たの？」→「何か、昨日と違うかなって……」
　　「何かって？　どうぞ聞かせて」
　　「そのまま次の仕事へ移ってもいいはずなのに何が決め手で、もう一度そうしたの？」
　　「その時の気持ちを聞かせて」「で、具体的に何て言ったの？　何分くらい待っていてあげたの？」

資質、心とコンピテンシー

「対話コーチング」の心とスキル

「対話コーチング」[2]が活きるシーンはたくさんあります、例えば目標設定の支援やキャリアデザインの相談、インシデント発生時の面談などさまざまです。その時は「相手から何を聞こうか」「そのためにどう話そうか」から始めるのではなく、事前にまず自分の心の状態を決めることも、価値ある時間にするために大切です。

「対話コーチング」がいい雰囲気でできるためには、まずこちらの心の状態を整えることが大切です。また緊張や威圧感のない最適な環境も大事です。その上での言葉やふるまいが求められます。

事前の心がけとポイント

- ☐ 相手にこう言おう、ああ言おう、こうなってほしいと考える前に、自分の軸心を持つ
- ☐ 落とし所を決めてはいないが、いい方向へ進みたいと言う願いを持っている（それを相手へ伝えても効果的）
- ☐ バイアスのない人はいない。「この人はさとり世代だ」などというように、偏向した思いを持っていないか、自分を確認する
- ☐ 反応がほとんどない対象者の場合、つい自分ばかり話してしまいがちになるので注意する
- ☐ 自分が意図していない反応を相手が見せるような状態になっても、自分の軸を失わない
- ☐ 何かを言わせるためではなく、「良い方向へ向かうために、この時間はある」とポジティブな空気感で受け止める

何のためにその人と対話するのか、その目的を俯瞰して考えます。例えば、キャリアビジョンについて情報過多で混乱しているのか、課題解決のアイデアが自分にはないと悩んでいるのか……など。ここをはじめに考えておくことで、こちらの最初の一言がいいものになります。

---

2 コーチングと対話コーチング

コーチングは、人が本来持っている、能力や性能（パフォーマンス）を高める力を促す対話方法。コマンド（命令）でもティーチング（教える）でもなく、相手の中にある考えや判断を引き出す。
対話コーチングでは、どちらかが指導者や上司であったとしても、そのポジションや年齢、性別などは関係なく、互いに敬意を払いフラットな関係で成り立つことが求められる。そこには損得感情はもちろん、対立的な意識もなく、ある種、互いの思想の交換や共鳴など精神の高みを目指すものともいえる。

相手から見える環境への工夫

　人は環境に左右されます。警察の取調室のような環境では、フラットな関係は築けず、伸びやかで広がりのある知的な対話はできないものです。そこに座った時、その人に何が見えるのか。文字どおり相手の立ち位置から対話する環境を見直し、必要であれば工夫します。

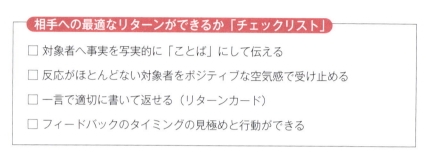

　相手への最適なリターンができるか「チェックリスト」

□ 対象者へ事実を写実的に「ことば」にして伝える

□ 反応がほとんどない対象者をポジティブな空気感で受け止める

□ 一言で適切に書いて返せる（リターンカード）

□ フィードバックのタイミングの見極めと行動ができる

対話コーチングの最初の言葉、ポイント

事実を捉えて正確に感謝を伝える

「いつもありがとう」はよい表現ですが、何回も使えば口先だけに聞こえます。「忙しい中、全体へ注意を向けてくれてありがとう」など、本人がいつも心がけていることを察して、言葉にして伝えます。

「言ってください」ではなく「私自身関心があるので、ぜひ聴きたい」

相手に言わせるのではなく、「○○のこと、どうぞ聴かせて」と「私が聴きたい」という気持ちで伝えます。

「褒める」が流行りすぎている

褒められるために行動する人になる可能性もあります。指導者（教育者）は褒めることではなく、価値化できることを目指します。

「うまく1回でできた！　すごい」では、行動＝目に見えることしか言っていません。

「褒める」より「価値を見出して伝える」

その行動がうまく果たせると言うことは、行動の奥にあった思考に価値があるのです。だから「すごい、これを1回できたということは、この前に自分で情報を手に入れ調べたり考えたりしたんだね！ずいぶん時間がかかったでしょう。そのかいがあったね」など、思考について対話するといいでしょう。

成長する人は、自分を客観的に見ることができる人

「自分で自分の行動を客観的に見ることができる人にする」ことが、指導者や教育者の役割ともいえます。

教育者としてのコンピテンシー

　新しい時代の教育者とは、常に「人を成長させることができる人になりたい」というビジョンを持ち、また新しい教育の方向性に関心を持ち、知りたいと願う人です。新しい教育者になるためには、以下のことが必要です。

知識を与えること＝教育ではない。「正解はない」という認識を持つ

　「教え上手」はいいことですが、それが最終目標ではありません。

自分自身がモデルとなり、現実から情報を得て思考・判断、行動する

　課題は与えられるものではなく、自分で発見するものです。課題を見出し、解決し、目標達成する力が求められます。意欲・クリティカルシンキング・判断力・現実への行動力が重要です。

ポートフォリオを活かし、「課題解決プロセス」を追う対話コーチングを習得する

　結果で判定する人ではなく、学習者の「思考プロセス」を追い成長を促せる人となり、ポートフォリオをめくりながら対話コーチングを身につけます。

知識を与えること＝教育ではない

□ 知識を与えると、学習者は次もそれを期待する

□ 教える前に、相手がどこまで知り、何を知らないか、どこまで考えているかを考える

□ 学習者にメタ認知力（客観的に自分を見る力）があるかどうかを確認する

□ 自分の考えと逆の知識や情報をおさえているか。視野狭窄になっていないか

□ 単一知で判断せず、多面的、多角的、複合的にとらえることの価値を実感しているか

□ 知識を与える人を目指すのではなく、ものの見方、考え方、とらえ方を広げられる人を目指す

新しい教育者として

- [ ] 「自ら知識を得る意欲」をかき立てることができる
- [ ] まず真実を求める精神、正しい知識、根拠ある情報、情報を見極める力を自らに持つ
- [ ] 根拠ある情報をもとに判断するという、思考手順を持ち、話すことができる
- [ ] 思考、判断、行動を一連の流れでとらえようとすることができる
- [ ] 知っていること、気づいたことをそのままにせず、行動に移すことができる
- [ ] 常に自分なりの言葉やふるまいをすることができる

教育者としての資質を自己チェックしてみよう

- [ ] 正しい知識や方法を、毎回ゼロベースで素直に考えられる
- [ ] 仕事の仕方に、軸（大事なことは何かという確信）をもち＝判断・行動に活かせる
- [ ] 相談されることを喜ぶ
- [ ] 謙虚に学び続ける
- [ ] 自他共に成長がうれしい
- [ ] 事実をとらえ、ストレートに褒めることができる
- [ ] 事実を言葉にして、改善すべきところを的確に言える（的確なタイミング）
- [ ] 学習者が自分を客観的に冷静に見ることができるようしたい
- [ ] 真似されてもいいふるまいができる
- [ ] 学習者の"成長したい心"に火をつけることができる

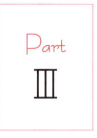

[構築]
人と教育をつなぐ機能

社会や個人の生き方が大きく変化している時代、組織における教育も全く新しい発想で根本的に考え直す必要があります。本章では新しい時代の組織における教育を担う教育委員会のあり方、すべきこと、そのデザイン（設計）を提案します。

A 教育と人をつなぐ

教育委員会のミッション

　教育委員会の仕事は、教育と成長したい人をつなぐこととも言えます。ですから組織内研修ばかりでなく、外部で開催している研修、自由に学べるオンライン講座など動画コンテンツや、組織内の論文発表者やスペシャリストなど、多種多様な教育情報を把握、一元化します。一方、新人や実習生、各段階に該当する現任者だけでなく、自らの成長を望む対象者も同時に把握し、その双方をつなぐ役割を果たすことが期待されます。

　何より大事なことは、潜在的学習者を"知"や"成長"と結びつけること、一人ひとりの学びのモチベーションを高めることこそ大切な任務といえるでしょう。

学び続ける組織へ

　そのために、各々にあった新しい教育内容やプログラムの開発、研修や教育情報の伝え方、そのデザインなど戦略を創造的に考え出すことが求められます。一人ひとりが楽しくアイデアを出し、情熱を持って新しい工夫により挑戦することで、学び続ける組織となります。

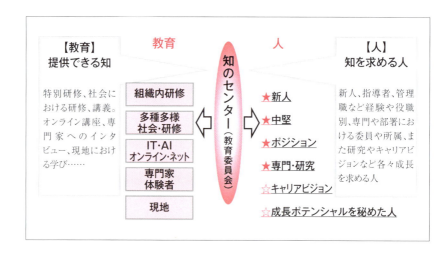

B 教育委員会の4つの機能

教育センターを組織の核とする

　教育委員会は一人ひとりのスタッフや組織全体がよき未来へ向かうためのポートフォリオ（知の一元化）のような役割を果たすといえます。知識や情報はバラバラに存在するだけでは、そのつながりから生み出される知の創造や可能性が見えないものです。

　教育委員会を「知が集積する教育センター」へと進化させましょう。組織内外の教育、研修、研究などの情報はすべてここに集結・集積（センター化）するようにします。知の一元化は、知を最適に活かすこと、すなわちナレッジマネジメントを可能とします。情報やデータの一元化は今後のAI導入、スマート化（デジタル構想）へとつながります。何より、教育のありたい像（ビジョン）、メンバーが果たすべき使命（ミッション）、具体的なゴール設定の

1. 知のセンター機能
教育・研究・学習
先端情報・暗黙知

2. 知の提供機能
知識・技術・資格
研修情報・学習機会…
専門家・論文

3. 知の共有機能
知識・情報
考え方・経験

4. キャリア支援機能
キャリアパス
キャリアデザイン

知財

1. センター機能
- □ 情報の集積／一元化
- □ 学術論文／専門特集
- □ 人財・講師／認定看護師
- □ 中堅の暗黙知‥

3. 知の共有機能
- □ 教育と人をつなぐ
- □ 分野専門をつなぐ
- □ 同一研究テーマ
- □ 共通ビジョン同士

2. 知の提供機能—機会・手段
- ○ 段階的研修プログラム
- ○ 組織全体ビジョンとゴール
- ○ 国、地域、自治体方針

- □ 悉皆研修　□ 臨時講義
- □ 全体研修　□ 部署研修
- □ 組織外研修
- □ オンライン講座
- □ 動画
- □ 専門家へのインタビュー
- □ 現地における学び‥‥

4. キャリア支援機能
- □ コース提供
- □ 種々モデル例
- □ アドバイス
- □ フィードバック
- □ メタ化

知的財産保管・マネジメント
- □ 研究／論文
- □ 症例集
- □ 各種データ
- □ 研修会プリント／講義資料
- □ 研修会プログラム
- □ 講義シラバス
- □ 中堅の暗黙知

教育センターの4機能

ために不可欠なものです。組織の教育や研究に関するものを知的財産（知財）として一元化することで果たせる教育センターの4つの機能をイメージ図で提示します。

1　「知のセンター」機能

組織内に存在する知的資源

　組織には有形無形のたくさんの"知"が存在します。さまざまな委員会が学会や外部から入手した資料、自分たちの職場を調査したデータ、その統計や分析したもの。個人が所属するところの学術論文、エキスパートが手に入れてきた最新の知識やスキル。中堅スタッフが経験から生み出した数々の暗黙知。

　組織に分散する新しい知識、有用な情報を分類し、蓄積・複合などを行う機関が教育センターです。

知のミーム（meme）の核＝教育センターとして

　教育委員会は、新人研修や現任研修などさまざまな研修を計画・実施・評価し、組織の知を累積し、知を保管する重要な機関といえます。他にも組織内部に存在する知を掘り起こし、価値化することもその情報が手に入る機会をもつ管理職や指導者、教育委員会の使命であるといえるでしょう。しかし、「ここに"知"が溜まっているのに、それに気づいていない、気づいていないから活かしていない」状態である組織も少なくないといえます。

　教育委員会から「知（教育・研究）のセンター」へ進化させます。"学習"センターではなく、"教育"センターとして……。学習は個人でもできますが、教育は先人の価値創造を肯定する知の伝承の機能をもつものです。よりよき未来を願い全うする意志を持ってする知のミーム（meme）[1]の核であり、成長を求める人々の拠りどころとなります。

　一人ひとりのポートフォリオはその共有の有効なツールといえます。「知の創造」と「共有の拠点」の役割を担っています。多種多様な情報、工夫や知識、データ、情報、講師候補のデータなどが集約された、知財センターというイメージです。

1
ミーム（meme）
《gene（遺伝子）と〈ギリシャ〉mimeme（模倣）を組み合わせた造語》模倣によって人から人へと伝達し、増殖していく文化情報。文化の遺伝子。オックスフォード大学の生物学者リチャード・ドーキンスが、1976年の著書『利己的な遺伝子』の中で作り出したもの。

分散させず知を一元化する

　時代の変化は急激で、新しい知識や仕組み・物事は、瞬間的に刷新されます。これらの情報をいち早く察知し、研修や講習会に取り入れるのは、各専門領域に分化されたグループメンバーやその領域に関心を持つ個人であることが多いのではないでしょうか。言い換えれば、組織内に有要な情報が個人に分散しているともいえます。

知は"現場"から生まれている

　一方、足元でも新しい価値ある知が、現場の各所から日々生まれているといえるのではないでしょうか。それらは中堅スタッフの暗黙知であることも多く、多忙な業務に埋もれがちです[2]。これらの知を掘り起こし顕在化するためにも、現場での研究や創造的な目標管理を活かすことが重要といえます[3]。

2
ここを顕在化する
ポートフォリオ活用
研修については
p.27,95。

3
p.99

知的資源を一元化する

　知や情報は、一元化されることで発展的で創造的なものへ再構築されます。なので、研究論文、事例集、新しい方法の導入や方法を変えた時の前後データ、研修会プリント／講義資料、研修会プログラム、講義録……このような組織内の知的資源を一元化します。教育委員会は、組織における知を集めると同時に、知の源泉となるようにします。その源泉を学習者へ最適に分けていくことが、組織の知を枯らさないことに通じます。

　そのためにできることは、組織内の研修や勉強会などの情報を把握することです。まずは、組織に散在する委員会や各部署で実施している研修（講義、勉強会など含む）の情報を教育委員会に一元化します。具体的には研修（や学習会）の「テーマ」「概要」「コンテンツ」の3点をデータ化して研修の事前に教育委員会へ集まるようにします。

　その際に、内容のキーワードを「タグ付け」可能なように組織全体へ伝えます…これらは事前に伝わるようシステム化しておきます。部署内でささやかに行われる学習会でも、「知っていれば参加したかった」という成長意欲の高い人が必ずいるものです。

社会的な評価に直結

　論文や研究発表のようなわかりやすい知だけでなく、日々の現場で生まれたアイデアや工夫、その成果にも知的財産としての価値があります。筆者が提唱している「次世代プロジェクト学習（研修）」の知のアウトカム、凝縮ポートフォリオなど、あるいは、効果的な独自の教育プログラム、シラバスなども知的財産といえます。その時点で気づかなかったものも、時を経て、価値が生じることがあります。

　組織としてどれだけ知的財産を持っているかは、社会的な評価に直結します。それは組織を向上させる研究や実践への知的資源ともいえます。

プロジェクト研修のアウトカム

　独自の研修プログラムも教育委員会の財産です。一つでは価値を持ちませんが、蓄積したその全体を俯瞰して初めて価値が生まれるものもあります。

　プロジェクト研修[4]では多様なアウトカムが生まれます。たくさんのアイデア、課題解決策や個別状況に対応するコーチング集……。これらは書店にも学会などにも存在しない、その組織独自の価値ある知の塊です。たとえ同じような資料やデータがネット上にあったとしても、各々の組織には地域性や独自性があり、その組織オリジナルの課題解決に価値があるのです。これらは特に重要な「知的財産」です。

[4] p.114

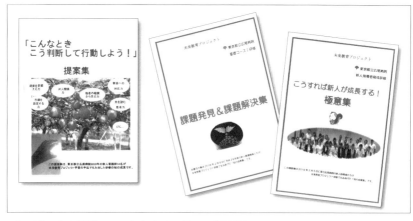

プロジェクト研修のアウトカム（知の成果物）

2 「知の提供」機能

「知の提供」とは

　新人研修も現任研修も、「知」の提供といえます。教育委員会が提供できる「知」は、組織外の研修や講演会情報、各種データ、研修資料、事例集などたくさんあります。ほかにも次のような研修を新しくする視点があります。

多種多様な知の提供

　組織における全体研修、部署ごとの勉強会、緊急性が高いテーマに関する研修、防災・避難訓練、組織外のさまざまな研修など多岐にわたります。また、スマホ、オンライン講座、動画、専門家へのインタビュー、現地における学びなど多種多様な

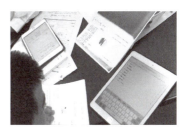

提供手段を考える必要があります。研修を個人に応じたカタチで有機的に組み合わせデザインしたものを積極的に提供します。

"受ける研修"から"使える研修"へ

　一斉に集まって、講師の話を聞くだけに終始するスタイルの研修は、すでに終焉を迎えています。知識の獲得であればインターネットでも可能です。テキストはもちろん、動画も講座も、知はネット上に溢れるほど存在します。たとえば反転学習で各自知識を得て、それを元に研修では皆で話し合い課題を絞り込み、次回までに目の前の現実から情報を獲得して2回目の研修で課題解決案を出し合う。それを各自の部署で試行錯誤しつつ実践し、再度集まりその成果を集合知として昇華させる……など、現実と研修を串刺し的に行き来するようなアクティブな研修とします。

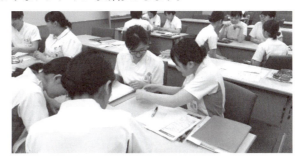

アウトカムを生むプロジェクト研修

　プロジェクト研修とは、次世代プロジェクト学習の手法で展開する研修のことです[5]。プロジェクトとは「何かを成し遂げる」という意味があります。創造性、チーム、目標達成、達成感など。参加者は知識を得ると同時にこれらをトータルで体感・習得できます。

　プロ、ジェクトには「前に向かい何かを生み出す」という意味もあります。研修の最後に課題解決策やアイデアの提案集など、自分たちに役立つ「知の成果物」を生み出すことで、実際の仕事や生活のなかで活かすことができるのです。

カスタマイズされた教育

　教育委員会の役割として、一人ひとりが自分の実践能力と対比して研修を選択できるように支援するだけでなく、個々のキャリアビジョンに沿って個別カリキュラムを提供したりアドバイスしたりして、学習機会を個の状況に応じた「コース」として提供するシステムや体制がさらに必要となるでしょう。

「学習コース」の提供とサポート

　組織内にとどまらず、外部の研修やオンライン講座、最新の論文情報など多種多様なコンテンツをその人独自にカスタマイズしたものを提供できるようにします。近い未来、AIを活用することで、その人に最も有効で効率的な学習コースが提供されることが予想されます。そのコース全体の進捗やプロセスを評価する体制も求められます。

共通ビジョンでつなぐ

　個々の研究テーマや関心の情報を集約している場合、希望があれば「同じ研究」をしているスタッフ同士をつなぐこともできます。また、「共通するキャリアビジョン」を描いている人同士をつなぎ、より創造的に学ぶことも可能です。

リアルと暗黙知

　誰もが得られるネットからの知識より、現実の経験こそが価値を持ちます。しかし、経験から得たことは暗黙知（言語化しにくい知識）であることが多く見過ごされがちです。ここで、ポートフォリオを活かします。組織の教育体制においても、自己学習と知の共有に価値を置きます。そのためにも、ポートフォリオとプロジェクト学習の導入は必須と言えます。

eポートフォリオとリアルポートフォリオ

　eポートフォリオ[6]を導入している組織も少なくありません。eポートフォリオ全体の情報をマネジメントするのは「組織」となります。eポートフォリオは人事や新規採用、スタッフ全体のキャリア動向、研修への参加歴、資格取得などの記録が容易に把握できるため、効率的な面を持ちます。しかし、個人としての細やかな学習軌跡を残し、自己の内面をリフレクションし、さらに自らを成長させるためには、組織主導のポートフォリオだけでなく、一人ひとりが自分のポートフォリオをもつことは欠かせません。

研修にポートフォリオを活かす

　ポートフォリオがあれば、研修のビフォー・アフターがわかり、その人の成長が見えます。研修の成果はもちろん、その成果をその後活かすことができたかどうかがわかり、すぐに成果は出なくても、後にフィードバックすることで気づかなかった価値を発見することができます[7]。

3　「知の共有」機能

なぜ共有が大切か

　個人も組織も成長するためには知の共有（シェア）が重要です。その手段としてLINE、オンライン講義など、直接会わなくとも情報を得られるつながりが増えています。しかし「ひとコンピテンシー」[8]の高い仕事は、テキスト化やデジタル化しにくい暗黙知であることが多く、その伝承は、その人のそばで何を見て、何を考えているのかを察するように感じとれる“知覚”の共有が求められます。

互いに高め合う文化

　組織全体で「互いに高め合う文化」を醸成するようにします。その手段として、ポートフォリオを活用し、互いの経験や考えを共有するシーンを設けます。組織全体の知識や経験を高めたいならば、「知の共有」の時間を設けることが欠かせません。

　ポートフォリオの最大の有効性は具体的で事実に基づく「知の共有」を叶えることにあります。同じものを見ても一人ひとり見えている世界が違います。考えていることも、そこから連想することも異なります。だからこそ、

自分以外の人と話すことに価値があるのです。ポートフォリオを見ながら語り合えるシーンを、研修や教育の中に意図的に設けます。どのような研修の時でも、冒頭にポートフォリオを共有するようなシーンを設けることはたいへん有効といえます。

ポートフォリオを知の共有ツールとして活かす
互いの「経験」を共有する
　分野・専門、ポジションを超えて、仕事が異なる部署間で共有することで物事の本質や普遍性が見えます。一人ひとりの経験は価値あるものです。うまくいったこと、失敗したこと、そのプロセスや状況が入っているポートフォリオを見せ合います。

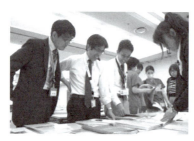 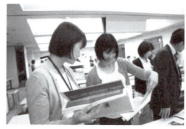

「アイデア」を共有する
　ポートフォリオと共に何でも自由に描ける環境の準備は、俯瞰と共有を実現します。目の前の人たちとやりとりしながら、ひらめいたアイデアを描いて視覚で共有。「これはね」と書いたものを線で結んだり、囲んだりします。一人ではいいアイデアが出なくても、誰かの一言によって解決策が見つかることもあり、共有の経験そのものに価値があります。
プレゼンテーションで「なぜその考えに至ったのか」を共有する
　仲間同士で相互にプレゼンテーション。なぜその考えに至ったのかはすべて、頭の中とポートフォリオの中にあります。
目標管理のプロセスを「組織全体」で共有する
　目標達成の成果を各部署で発表し、互いに学び合います。年度末に組織全体で共有します。

4 「キャリア支援」機能

ポートフォリオで、キャリアビジョンが見える

　どんな研修も学びも自分が今と未来にどうありたいのか、そのビジョンを持っていてこそ意味があるといえます。

　キャリアビジョンが明確であればあるほど、そこに必要な学びや経験をイメージすることができるので、研修内容も選びやすくなります。例えば、国際線のキャビンアテンダントになりたければ、英語はもちろん、いろいろな国の言語・文化に触れることができる経験を積むなど、そのビジョンに合わせた学びの時間、機会を調整することもあります。また、すべてが一回限りの学びではなく、場合によっては、「あなたには、この研修内容は3回に分けてシリーズで展開したほうが、その内容を実践で試しつつ受講できるから効果的ですね」と提案できるようにします。

ポートフォリオで、その人が見える

　その人を伸ばそう、支援しようとする時、その人自身を知る必要があります。ポートフォリオがあれば、その人の学びや成長の状況が見えます。ポートフォリオに中身が入っているから「見える」ということだけでなく、対話にポートフォリオを活かすことで話が弾みます。その人のことを知ることで、なぜそれを望むのか、なぜ望まないのかも見えてくるのです。

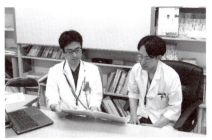
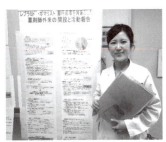

他者のハピネスこそ、普遍的なモチベーションとなる

「ひとコンピテンシー」の高い人は、他者のハピネスを叶えることで自らのモチベーションを高めます。自己を成長させ、さらに高めたいと願います。その仕事はパーソナルとキャリアがほとんど重なっている生き方といえます。

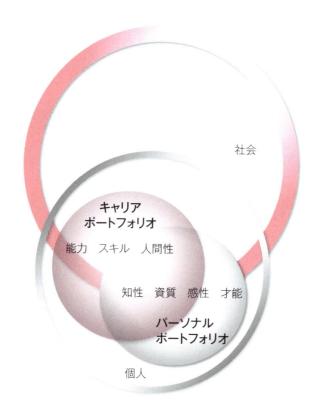

ひとコンピテンシー：

人間と直接かかわりその成長や健康・生命の存続などを目的とし、全人格的に立ち向かう実践知。

C 教育をデザインする

教育デザインを考える

　教育委員会は、時代の先を読みながら、精鋭なチームで新しい教育のビジョン、ゴール、具体的プログラムを検討することが求められます。どのような学習機会の情報を提供するかなども、常に考えていく必要があります。多様な手段を組み合わせた、新しい自己教育や意志ある学びを尊重した教育デザインを描きます。以下で現状を確認してみましょう。

「教育」をデザインする

- ☐ どんな教育内容にするのか毎回考え、その蓄積方法もデザインする
- ☐ 仕事をする中でその研修が本当に必要な内容か、常に考える
- ☐ 先端的、先進的な内容かを自問自答する
- ☐ この教育が新しいひらめきや考え方につながるものか考える
- ☐ 知識だけでなくものの考え方、見方をしなやかなものにするか
- ☐ プロジェクト学習とポートフォリオを活かせるか
- ☐ 深い自問自答へつながる"対話コーチング"をしているか

「資料」をデザインする

- ☐ タイトルは内容をわかりやすく表現しているか
- ☐ 資料はパッと見てわかりやすいか
- ☐ 資料はポートフォリオへ入れることを考えているか
- ☐ 学習コンテンツの見せ方は視覚的か
- ☐ 文字ばかりでなくビジュアル（絵や写真）と余白を活かしたものか [9]

「環境」をデザインする

- ☐ 教室・研修室・シミュレーションスペースの工夫（個の学び・グループでの学び）
- ☐ ストレスなく情報を得られる高度な通信環境
- ☐ 大型映像・高性能な実物提示装置
- ☐ 遠隔学習に自然に参加し発言できる
- ☐ アクティブな活動を叶える空間や什器などの形・色・シンプルさ
- ☐ 映像提示装置・ホワイトボード付きカフェテラス
- ☐ 可変自在なレイアウト、自然な雰囲気づくり
- ☐ 効果的な情報メディア……機器、映像提示、高性能で聴きやすい音環境

9　安易なキャラクター使用等は幼稚になるので注意、あくまでもセンス良く。

研修をアップデートする

　昨年の研修プログラムをそのままで今年も使えるということはありません。社会状況や目の前の成長を求める人々の変化などにより、必要であればどんどん刷新します。以下の [　　　　　　　　　　] に実行していることを書いてみましょう[10]。

10
p.119

> ### 研修クオリティチェック
>
> □ 時代や社会状況を意識して研修プログラムを見直し、何を改善しているか
>
> → [　　　　　　　　　　　　　　　　　　　　　　]
>
> □「意志ある学び」になる工夫として具体的に何をしたか
>
> → [　　　　　　　　　　　　　　　　　　　　　　]
>
> □ その研修のビジョンとゴールは何か
>
> → [　　　　　　　　　　　　　　　　　　　　　　]
>
> □ 最良のファシリテーターになるために今回、何を工夫したか
>
> → [　　　　　　　　　　　　　　　　　　　　　　]
>
> □ 研修アンケートの作成において "次へ活かせる" 工夫は何か
>
> → [　　　　　　　　　　　　　　　　　　　　　　]
>
> □ アンケート・感想などを参加者へフィードバックする仕組みは何か
>
> → [　　　　　　　　　　　　　　　　　　　　　　]

チャレンジ精神のある教育委員会

チャレンジ精神のある教育委員会を作り上げることが重要です。そのために、教育委員会のメンバーも自らポートフォリオを作り、互いに見せ合い、その活用を考えます。

7つの教育チャレンジ

1) 新しい時代のミッション・運営委員会の使命を再認識する

2) 全組織に浸透・フルに活かすために「ポートフォリオ推進戦略チーム」を発足する

3) 研修は、価値あるアウトカムを生み出すプロジェクト学習の手法を導入する

4) 数値やランク付け評価から、プロセスを見て成長をサポートするポートフォリオ評価へ

5)「自己学習」と「情報共有」を文化として定着させ、教育体制をデザインする

6) 人材育成、キャリアビジョン実現、支援にポートフォリオを導入する

7) 一人ひとりに応じカスタマイズされた教育を目指す

Part

IV

[実践]
プロジェクト研修のデザイン

●

　ポートフォリオは、個人のキャリアにも教育にも活か
せます。組織にとっては知を共有し、全体で創造的に
成長することを叶えます。ここでは、A. キャリアポート
フォリオ(p.68)、B. 新人研修(p.74)、C. 新人指導者・
教育者研修(p.89)、D. 中堅職員研修(p.95)、E. 目標
管理・ポートフォリオ全体研修(p.99)、の順にポートフォ
リオを活用した研修を紹介します。

※プロジェクト研修とは、筆者が構想・設計した「知の成
　果物」を生み出す価値創造型の研修です。現在、医
　学界・教育界で広く実施されています。ここでは主に医
　療現場における実践を紹介しながらお伝えします。

キャリアポートフォリオをスタート

自分の意志で未来へ向かおう

　キャリアをスタートする日から、自らの意志でポートフォリオの作成を始められるようにします。いろいろな経験で得たもの、研修プリント、自己研鑽に関する資料、ミスしたことや落ちこんだときのものなどを、「自分が未来へ向かって成長していく証し」としてどんどんポートフォリオ＝キャリアポートフォリオ[1]へ入れていきます。

　キャリアポートフォリオを作ることで、「自分を理解すること」「自分を理解してもらうこと」ができます。新人は指導者や周囲の先輩たちに仕事ぶりを理解してもらい、有効なサポートを受けることができます。また、目標面接や学び合いなどの場面でポートフォリオを活かし共有することで、さらに成長していくことができます。自らの思考プロセスや課題解決プロセスを俯瞰することで、一回一回の経験や研修が自分のものとなります。

キャリアポートフォリオへ入れていくものとは

　自分の経験したこと、参加した研修、自分の作ったもの、企画書や提案書など自分が生み出したもの、仕事や社会で発揮したことなどをファイルに入れます[2]。

[1] キャリアポートフォリオ p.7「ポートフォリオの3つの分類」参照

[2] キャリアポートフォリオの有効性 p.104

```
□論文・寄稿　□研修歴　□取得資格           A：専門・スキル・研究・
□資格やスキルを発揮した場面                 経験がわかるもの
□成果に結びついた経験
□社会貢献　□信頼や任された実績、継続性    B：人間性・社会性・挑
□新しいことへの挑戦などがわかるものなど    戦心、自らを変化させる
                                            力がわかるもの
□作品　□企画書　□提案書など              C：才能・感性・持ち味・
                                            得意な分野がわかるもの
```

キャリアポートフォリオに入るもの

キャリアビジョン を描く

　未来に向かい「こうなりたい」「これを大事に生きたい」とキャリアビジョンを描くことは、価値あることです。これから自分の向かう先を照らしてくれますから。ここに「キャリアビジョンシート」（p.70）が役立ちます。新人として仕事のスタート期に使いますが、3年目あるいは、10年目などの区切りの時に使うことも効果的です。このシートをポートフォリオに入れて、その年月になったら現状と照らし合わせて見返します。

パーソナルポートフォリオを先に作る

　キャリアポートフォリオの前に、パーソナルポートフォリオを作ることをおすすめします。その人自身の魅力や個性、才能がわかります。ファイルへ自分の好きなもの、関心あること、経験したことなどを入れます。

＜パーソナルポートフォリオへ入れるもの＞

☐ 自分がやってきたこと、作ったもの（絵、料理、工作、プログラム、曲……）

☐ うれしいこと、マイ歴史がわかるもの、楽しい写真、記憶に残る写真など

☐ 関心のある記事、気になったもの、疑問

☐ 身近な日々の気づきメモ

☐ 誰かを、助けたり力になったこと、何かを守ったもの

☐ アルバイト、家の手伝い、ボランティア経験などで得たもの

☐ 突発的なことへの対応経験

☐ 研究テーマ、レポートの控え

☐ 読書歴／研修会参加など自己研鑽歴

キャリアビジョンシートの書き方

自分が活きる未来を考え『キャリアビジョンシート』を書きます。

① 仕事をしていく中で大切にしたいこと

看護師として、一人の人間として大切にしたいことを書きます。

プロフェッショナルとして自分がどういう方向性をとるのか マイテーマ・分野・専門

④⑤⑥ [　] 年後の私

④より⑤、⑥は少し小さく、右上＝未来の先にあります。　何年後の私はどうなっているか、その目標をできる限り具体的に、リアルに書きます。今すべて書けなくても、星が未来へ向かって存在していることに意味があります。

② 看護師としての自分の資質

持って生まれた資質、自分だけが持っているもの、得意なことと一致しているとも言えるかもしれません（例えば、子どもたちと仲良くすぐになれるなど）。

『キャリアビジョン シート』
～ プロとして人として成長し続ける私のキャリアデザイン ～

看護師として大切にしたいこと　①

私の方向性（テーマ・専門）は‥

[　] 後の私　⑥

[　] 後の私　⑤

④　[　] 後の私

看護師として私だけが持っている資質

②

③　" さらに " どんな知識や技術を身につけたいか

☐

☐

年　月　日　所属　氏名

③ どんな知識やスキルをさらに身につけたいか

自分のキャリアビジョンを描くなかで、どんなものをさらに身につける必要があるかを考えてみます。

スタートのときに「ビジョンとゴール」を描く

　どんな仕事も実際に始まってみれば、大変なことがあります。自分の中に夢や信念がなければ、その仕事が持っている面白さや魅力や価値に気づく前に落ち込んだり、「自分はだめだ」「仕事を辞めようか」という気持ちになってしまいがちです。しかし、「こうなりたい」とビジョンや目標を描き、そこに近づく一つひとつの軌跡を自分で常に見ることができれば、スタート時の前向きな決意を失わず、顔を上げて未来へ向かうことができます。

ポートフォリオに「ゴールシート」を入れる

　成長するためには、自分の意志で未来へ向かうという「内なる決意」が必要です。そのために「ビジョン：何のために？」と「具体的なゴール：何をやり遂げたいのか」を書いたゴールシート[3]をポートフォリオの最初のページに入れて、自分の意志で未来へスタートするようにします。ゴールシートを書くことが目的ではなく、目標を描くことで「自分の明日という未来にワクワクする」「自律への姿勢に誇りを感じる」「キリリ！となる」ことがねらいです。

3　ゴールシート
p.8, 37

「キャリアプラットフォーム」[4] に予定を組み込む

　「キャリアプラットフォーム」に時間軸を考えながら、具体的に記入します。

4　シートのダウンロード
鈴木敏恵著『キャリアストーリーをポートフォリオで実現する』を参照。日本看護協会出版会ホームページ（http://jnapcdc.com/files/pdfs/pft_sheet.pdf）よりシートをダウンロードできます。

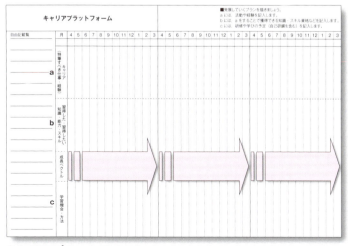

キャリアプラットフォーム

「ポートフォリオ活用」ワークショップ（WS）

「ポートフォリオを活用したワークショップ」です。研修スタート時の自己紹介や、先輩の経験など、「知の共有」に効果的です。相手のことを理解したいと思いながら、互いに伝える力を身につけます。

＜ポートフォリオで価値ある知を共有しよう！＞

|概　要| ポートフォリオの楽しさや効果を実感できるプログラムです。事前に各自「ここで私は成長しました」と言える箇所を1つ選び、そのページに付箋を貼っておきます。WS当日、ポートフォリオを使ってプレゼンテーションをします。聴いた人は、「○○が役立ちました、ありがとう！」や「○○を学びました、ありがとう！」と感謝カードを書き、互いに渡し合います。

|身につく力|
- □ 仕草や表情を交え、相手に具体的にわかりやすく伝える力。説明力。
- □ 自己理解力　他者理解力　対象者の状態・気持ちを意識した簡潔な表現力（言語と文章）
- □ 聞き取る力、事実を具体的に掴む力

|効果| 自分自身を考えることになる／感謝カードにより承認・喜び
|準備| 書画カメラ　タイムキープ用の鐘　ポストイット（7.5角）2色

――――― プログラム ―――――

● 事　前
① パーソナルポートフォリオを作成し、「ここで成長しました」「これが私です！」「これはすごく工夫しました」という箇所に付箋を貼っておきます。

● 当　日
② 3～4人で向き合います。
③ |説明（3分）| プレゼンテーションの心構えを伝えます。「ポートフォリオを相手に見えるように持って、話す箇所を指で差し、相手の顔を見ながらプレゼンします」「人の経験や気づきを聴かせてもらうことは自分にとっても得るものがあり、学びとなります」

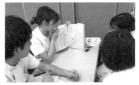

④ |プレゼンテーション（1人2分程度）| ポートフォリオを広げ"ここを見て"と指で示しながら自分の経験をプレゼンします。「1回ではうまくいかなくて～～をしました。ここで私は成長しました！」
⑤ |カード書く（2分）| 感謝カードを書きます。「○○さんへ、○○が役にたちました。ありがとう！　○○より」
⑥ |カードを渡す、もらう（1分）| 「ひと言ってカードを渡しましょう、もらいましょう、自由にどうぞ！」
　④～⑥を繰り返します。1人3分、3人であれば9分。4人であれば12分程度。
⑦ |前に出て皆へプレゼンテーション| 数人が書画カメラとスクリーンを使い全員へプレゼンします。笑顔でファシリテーターがその人のよさを引き出します。
⑧ |フィードバック| 今日の気付き、獲得したことを書きます。「今日の経験はどのようなときに使えると予想しますか？」

【実践】ポートフォリオを導入して叶えたかったこと

　当院の看護部長に着任した当時、当院の存続を真剣に考えなければならないような激動の中にありました。私たちが自覚している以上のスピードで医療を取り巻く環境は変化しています。それに伴い、社会や都民から求められる期待もより大きく、複雑化、多様化への対応が求められるようになりました。また、自治体病院としての経営担保も、永遠に続くわけではないことを覚悟しておかねばなりません。今や組織に頼って生きていくのではなく、個のもつ力や強みを認め合って、魅力ある組織を個々が創り、支えていくのだという意識変換が必要なのだと実感しています。

　だからこそ、「一人ひとりの職員に、本当の力を身に付けさせねばならない」と、どんな職場にあっても、看護のプロフェッショナルとして、自分の能力や魅力を思う存分発揮していってもらいたいと心の底からそう思いました。

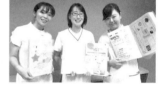

　そのためには、自分の経験値を活かしながらクールな頭で考え判断し言葉にして、柔軟な心で何度も進化しながらチャレンジし、チームや仲間と知恵を出して支え合い認め合いながら楽しく成長していく地盤、システムを構築することが必要だと考えました。これらを実現するための有効な手段、方策として、ポートフォリオを活用したプロジェクト学習による人材育成を導入してみようと、教育委員に説得・相談したのです。

　彼らとディスカッションする中で発見したことは、自分たちの能力や強みを説明できる看護師は意外と少ないということでした。ポートフォリオを活用したプロジェクト学習は、自分は何を持っているのか？　自分は何者なのかを発見できるツールなのではないかと、改めて強く思いました。そこで、全職員へのアンケート結果を反映する形で、「自ら主体的に学ぶ看護師」「自律した看護師」の育成を目標として、『自ら学び成長する』『共に育つ』をコンセプトに、ポートフォリオによるプロジェクト学習を取り入れた院内研修計画を進めていくことになったのです。

　実際にポートフォリオをとおして、自分自身の探求心や思わぬ行動力などで力をつけてきたプロセスが客観的に自覚できるうえ、院内の先輩や仲間などから多くのフィードバックがあり、大いなる自信につながっています。そして、自分にとっても組織にとっても成果の宝物が蓄積されていくと同時に、自分のキャリアテーマの発見や価値ある自分に気づく職員が増え、教育に携わっている私たちまで楽しくうれしく思えるようになってきました。

　教育委員もコンセプトに立ち返りながら年々進化し、あらゆる人たちが自由に公開講座へ参加できるようシラバスの発行やあらゆる研修コースにポートフォリオを活用したプロジェクト学習をツールとして取り入れるなどしています。

　未来を創造する看護のプロとして活躍していく姿を想像しながら、広尾病院看護師たちのチャレンジは続きます。

東京都立広尾病院看護部長　小坂智恵子

B 新人研修－ビジョンとゴール

新人期間のプロジェクト研修プログラム

　新人は初めての経験が続き、不安も強く目の前の事態に翻弄されがちです。そうした中、意志をもって未来を描き「自分で自分を成長させる力」をまず身につける必要があります。

　そのために4月のオリエンテーションにキャリアポートフォリオをスタートします。最初の新人のプロジェクト研修では、ポートフォリオとプロジェクト学習の基本知識や手法をその哲学と共に理解します。その後、プロジェクト手法でワークショップを行います。

　スタート期に自らの一年の目標を立てます。目標へ向かい、日々研修や仕事などの経験を積み重ねます。そして6月や9月などの長期休暇の後に「マイルストーン研修」を行います。マイルストーンとは中間目標のことで、目標へ向かう過程で立ち止まり「これまで」と「これから」を考える区切りのイメージです。ここで、新人は互いのポートフォリオを披露し合い経験を倍増させます。

　翌年3月にポートフォリオを活かした「フィードバック研修」を行います。以下はプロジェクト手法やポートフォリオ活用による一年間の新人研修のイメージです。

新人期間のポートフォリオ活用研修

4月	6月	9月	翌3月

1 スタート研修　　　　2 マイルストーン研修　　3 フィードバック研修

p.75-82　　　　　　　p.83-　　　　　　　　　p.84-88

1　新人スタート研修

　スタート研修は一日で、ポートフォリオとプロジェクト学習に関する講義とその手法をワークショップ（WS）で体験します。p.80の「新人スタート研修プログラム」の❶❷❸❹を以下に説明します。

❶ 講義

　ポートフォリオとプロジェクト学習の基本と活用を理解します[5]。ポートフォリオの目的、効果、種類について講義を受け、ポートフォリオの活用方法を理解します。コーチングの基本を理解し、セルフコーチングを身につけます。

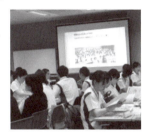

[5]
(1)ポートフォリオの基本と活用
(2)プロジェクト学習の基本と応用
(3)「課題発見から課題解決まで」の思考プロセス

❷ ワークショップ－ポートフォリオ活用

　「ポートフォリオで自己紹介」：ワークショップの前にパーソナルポートフォリオで互いに自己紹介をします。ポートフォリオの活用が体感的に学べるだけでなく、初対面の人同士の緊張を解き、心を和ませ、コミュニケーションが取りやすい雰囲気をつくります。これから始まるプロジェクト研修の目的の達成に向けて、積極的に協力し合う空気になる"アイスブレイク"としても効果的です。

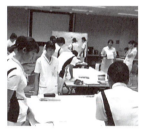

❸ ワークショップ－プロジェクト研修

　「未来シミュレーションPJ研修」：これから向かう未来に新人にありそうな「困ったシーン」を想定して、その時どうするかを、チームに分かれて「こんな時にはこうすればいい」という行動を提案し、その再現シーンをプレゼンテーションし、皆で共有するプロジェクト手法のWSです。ゴールとして『患者さんの心を察し最良の行動ができるための提案集』を作ります[6]。

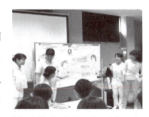

[6]
提案集の内容についてはp.79、86で詳しく説明。

❹ 講義

　この研修の後、新人1年目がスタートします。キャリアビジョンとキャリアプラットフォームの使い方を理解し、自らキャリアデザインを描き「なりたい自分」を明確にイメージしていきます。自己の目標を明確にして、能動

的に学び、自らマネジメントしていけるようにします。また、「考動知性」について学び、考えて行動できる力を身につけます。

■ ［未来シミュレーション PJ 研修］成功の秘訣

未来シミュレーション PJ 研修とは、これから未来に起こり得る「あるあるシーン」に対応できる「考動知性（目の前の現実を見て、考えて動ける力）」を身につけるプロジェクト研修です。

「ビジョン・ゴール」の決め方

プロジェクトとしてのビジョン・ゴール（何のために何をやり遂げたいのか）はいろいろな設定ができます。プロジェクト"研修"としてのビジョンとゴール（成果物）をどのように想定するかがポイントになります。これは、研修を提供する側の願いを反映したものでなく、学習者側に立ったビジョン（願い）とゴール（具体的に目指す目標）とし、コンセンサス（同意・賛同）を得るものとします。学習者にとって役立つ感のあるゴール設定とすることが重要です。

> 例
>
> **目的（ビジョン）**：心を察して動ける看護師になろう
> **目標（ゴール）**：新人 1 年目に役立つふるまい（シーン別）提案集を作る！

プロジェクトのフェーズで「身につく力」

プロジェクト研修ではゴールへ向かうフェーズ（局面）ごとに、「身につく力」と「対話コーチング」が明確に示されていますので、参加者は体験的にプロジェクト学習の効果や手法を得ることができます。

「考動知性」を高める

新人スタート研修であるため、これから新人が直面するであろう、戸惑ったり困ったりするシーン（＝あるあるシーン）を想定するところから始まります。そのシーンではどうすればいいのか、正しい行動とはという知識やスキルの習得を目的とした研修ではなく、「人間としてどうするのか」を判断し、

具体的な行動を考え、「このようなシーンではこのように考え、行動したらいいのではないか」と（マニュアルでなく）自分の頭で考えて試行錯誤できる「考動知性」を身につけることをねらいとします。

いわゆる仕事のスキルではなく「人間としてどうふるまうのか」を考えることが、新人スタート研修の目的です。次のようなことがねらいとも言えます。

- 最も優れた人であれば、どう考え、どうふるまうのかを考える人になる
- 現実の課題には正解も正当もない。だから試行錯誤することが大事と気づく

■ 新人が成長するポイント

新人が自ら成長するためには、常に「自分ならどうするか」と考えることが必要です。また、現実に立ち向かう意志を持ち、「そこにいる人がどんな人なのか」「どういう気持ちなのか」を想像できる感性が求められます。

次の3つが成長のポイントになります。

(1)「その瞬間どうする！」のシーンを考え出す

新人あるあるシーンの設定に当たっては、新人が逃げ場のない状態に陥ったとき、そこでどうふるまったらいいのかを自分で考え、判断し、行動せざるを得ない場面とします。上司や仲間に相談する余裕のない状況を表すために「○○のとき（瞬間）、どうしたらいいかを提案します！」という内容になります。

<新人あるあるシーン例（＝チームテーマ）>
- 訪室したら「あなたじゃイヤ、新人は嫌いなの」と言われたとき　どうしたらいいか提案します。
- 2人の先輩に違うやり方で説明されたとき　どうしたらいいか提案します。
- 「できるわね？」と言われ、つい「はい」と答えてしまったとき　どうしたらいいか提案します。
- 「あの看護師さん私嫌い、あなたもそうでしょ」と言われたとき　どうしたらいいか提案します。
- 4人部屋を訪室したら便臭がする。そのとき　どうしたらいいか提案します。
- 「もう年だし、リハビリはいらない、行かない」と拒否されたとき　どうしたらいいか提案します！

（2）リアリティー（現実・迫真）が肝心

新人の「あるあるシーン」をどう決めるかがカギとなります。「本当にこういう場面ってある！」というリアリティーがあるものにすることが肝心です。リアリティーとは、現実感・真実性・迫真性などを意味します。実際にしばしばあるシーンや昨年現実にあったケースも説得力があります。実際にあった状況を用い、そのことを新人へ伝えることで、「こういうことがあるんだ！」という切迫感や緊迫感が伝わり、「明日はわが身に起こること！」と新人のモチベーション向上につながります。本気で考えなければ成長はあり得ません。本気で考えるためにはリアリティーが必要です。「あるあるシーン」は、多様、複数、リアル（旬）であることが有効です。

（3）イマジネーション（想像力）を立ち上げる

提供する内容は、最低限の情報とします。それをもとにチームで新人たちが想像力と現実力を発揮して状況を想定し、リアリティーのあるものにします。

患者さんの顔や背格好などを描き、一つのキャラクターを作るということになります　ここで新人たちの感性として身につくのが想像力です。一般的な対応策を提案するのではなく「実際に、ここでこんなことが起きたら」を考え、リアルな設定の中でどう対応するかを想像することが有効です。想像力と現実への対応力、この2つを身につけることがねらいです。状況や対象者などを克明に描き設定するために、次の10のリアル（R10）について研修生（新人）自身が肉付けして現実にいる人、現実にあった状況として想像力で生み出します。

R（リアル）10

どんな登場人物か、その性格、背景など‥いつ、どこで、どんな人、（性別、年齢など）、見た目の様子（身長、体重、ヘアスタイルなど）、性格（口癖、好きな歌は？）、疾患、入院何日目、経済状態、家族、地域などを想像し、絵を添えて描きます。

■ 研修のアウトカム

　研修の成果（凝縮ポートフォリオ）として、プレゼンテーションボードを作成します。

① **目標**：提案することを簡潔に表現します。
　　　　　「〜の方法を提案します」という、目指すゴールをしっかりと書きます。課題が具体的にイメージできる表現となるようにします。
② **現状**：状況を簡潔に書きます（R10を含める）。その（人の）状況が見えるよう視覚的な表現、立ち位置、周辺環境などの「絵」を描きます。
③ **状況**：セリフ、心の中、体の向き、位置関係なども写実的に描きます。
④ **課題**：ひとつに絞り込みます。
⑤ **課題解決策**：1行程度で簡潔に書きます。
⑥ **具体的な考動提案**：現実にどうすればいいのか、わかりやすく描きます。
⑦ **ゴールイメージ**：その結果、どうなってほしいのかを描きます。
　※このゴールイメージを最初に描き、そのためにはどんな考動をしたらいいのか、⑥をごく具体的に書くのが秘訣です。

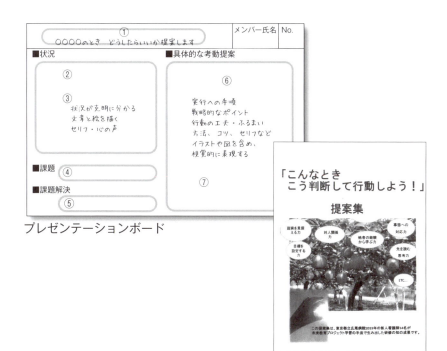

プレゼンテーションボード

プロジェクト研修	新人スタート研修プログラム	

未来シミュレーション
「新人あるある―この瞬間どうする! 行動提案集」をつくる!　　　　　　構想・講師:鈴木敏恵

	内　容	身につく力
9:00 講義 Ⓐ	「プロジェクト学習とポートフォリオ」を理解しよう ■プロジェクト学習とポートフォリオの基本と手法 「目標設定」の思考プロセスを理解する 「課題発見」の思考プロセスを理解する	☐ プロジェクト学習の理念、基本 ☐ ポートフォリオの基本 ☐ セルフコーチング ☐ 課題解決 ☐ 目標設定力(p.6-15)
10:00 Ⓑ ワーク ショップ	ポートフォリオを活かしてみよう! ■ パーソナルポートフォリオを活かし自分を伝える 　他者のポートフォリオから学び、自分の成長に役立てる	☐ わかりやすく伝える力 ☐ 他者から学ぶ力 ◆関連p.72
10:30 Ⓒ	未来シミュレーションをしよう! これから新人が直面する可能性が高いあるあるシーンで、患者さんの心を察し、最良の行動ができる方法を考え出す ■ プロジェクト手法によるワークショップの目的と目標を全員で確認する 　目的:心を察して動ける看護師になろう 　目標:新人看護師に役立つふるまい提案集をつくる! ■ チームテーマ(チームの目標)決定 ■ 解決策を考える ■ プレゼンテーションボード(模造紙)の作成	☐ 課題発見、解決力 ☐ 経験の価値化 ☐ 情報の共有 ☐ 状況設定力 ☐ 表現する力:口頭と筆記 ◆説明p.75
13:30 所要時間 はチーム 数などに より異な る	■ プレゼンテーション(知の共有)をする 他のプレゼンから学ぶ 【ポイント】 ☐ 判定や優劣をつけない ☐ 聞き手も知恵を出し、発言し、皆で共有し進化させる ☐ 新人の意見や考えが出尽くしたら、先輩たちが自分の経験から"イメージできるように"具体的に発言する ■ 俯瞰タイム 　プレゼンテーションで提示したプレゼンボード(模造紙)を見やすい目の高さで壁にずらりと貼り、みんなでギャラリーのようにその全体を俯瞰する	☐ 知の共有 ☐ 他者の経験から学ぶ力
15:10 Ⓓ 講義	■ 自分の意志で未来へ向かおう!プロジェクト ☆キャリアビジョンを描こう! 　キャリアポートフォリオの開始 　キャリアビジョンシートを書く	☐ キャリアデザイン ☐ 考動知性 ◆関連p.68
16:00	終了	

※時間配分は参加人数(チーム数)などにより異なる。休憩等は随時。

新人期間のポートフォリオ

　4月のオリエンテーションで、プロジェクト学習とポートフォリオの基本研修を行います。この日から「キャリアポートフォリオ」をスタートさせます。目的とこの一年の目標を書いた『ゴールシート』をポートフォリオの最初のページに入れ、次のページに『キャリアプラットフォームシート』と隣接するページに部署の『到達目標チェックリスト』を入れます。

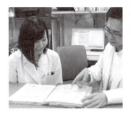

　一年の最後（翌年2月頃）には、年間をとおしてさまざまなものを一元化した「元ポートフォリオ」を再構築し、「凝縮ポートフォリオ」を作ります。

　一番大事なことは、新人がポートフォリオを自分の宝物と感じることです。新人がこの一年経験したこと、うれしかったこと、切なかったこと、気づいたことなどをどれだけ潤沢にポートフォリオに入れるかが要です。その成功の最大の秘訣は、笑顔で「これから一年、ポートフォリオにあなたの心が動いたこと、考えたこと、気づいたことを入れていきましょう!と伝えること」です。

　また、新人がうまくいかない時、話を聞いてあげたり、言葉をかけてあげたりすることなどが大切です。しかし現実には多忙で時間もなかなかとれません。そんなとき、ポートフォリオが役立ちます。新人のポートフォリオを見て、コメントやメッセージを付箋に書いて、その箇所にペタッと貼ってあげます。これであればすき間時間にできるので、教育担当者だけでなく、その部署の全員が各自都合のよいときに気軽にでき、しかも効果的です。

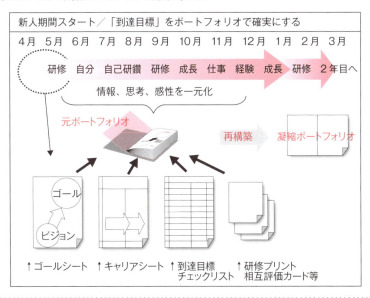

新人が『ゴールシート』を書く意義

新人育成の現状と課題

　新人の1年目は、覚えたり身につけたりすることがたくさんあります。組織は新人に知識やスキルを次々に教えざるを得ません。しかしどんなに前向きな新人であったとしても"詰め込み"だけでは疲弊しモチベーションを失います。

【課題】

・"詰め込み"だけではストレスになる
・教えられることだけで過ごすと、受け身でいることが当たり前になり、自律性が育ちにくい
・未来に目標がなければ、仕事が半人前の現実だけが見え、落ち込む

【前提】

・新人は成長欲求が高い
・まだ仕事ができないから自信がない
・自分で自分を成長させることを任務とする

自分で自分の「成長目標」を書く

　新人のスタート期、「自分がこうなりたい」という成長をイメージして、具体的な目標をゴールシートに書きます。それをポートフォリオの最初のページに入れていつでも目に入るようにして、新人自身も指導者もそのゴールを意識しつつ、ポートフォリオを時々見ながら目標へ近づいているかを確認します。

　自分で書いたゴールシートは新人自身の未来の道標となり、新人のハードな1年間を前向きに、モチベーションを高く保ちゴールへ向かうことを叶えます。

　イキイキと成長するためには、自分自身のビジョンやゴールをイメージすることがとても有効です。自分で目標を立てること＝「プロジェクト志向」という良き姿勢を身につけることにつながります。

【効果】

①自分で目標をもつことは自律に通じる
②目標設定力が身につき、仕事に活かせる
③目標に向かって意志を持って自己成長していける
④先輩や上司がその人の思いを理解し、応援したくなる

毎日『今日の目標』を立てる

①新人も指導者も毎朝、自分の目標を描いてシートに書き、ポートフォリオファイルのポケットにいれる
②指導者は、新人の目標と照らし合わせるようにして新人の行動を見守り、成長を見逃さない。気づいたことがあったら、すぐに本人にフィードバックする
③一日の終わりに、自分で目標と仕事内容を照らし合せて評価し、ポートフォリオに入れる
④一週間の終わりに、ポートフォリオを活かしてリフレクションする

2 新人マイルストーン研修

新人が互いにポートフォリオを見せ合う

　1年間の始めと終わりだけでなく、その間にマイルストーン研修を適時行うことが効果的です。

　新人が互いのポートフォリオを活かして経験を共有します。

　互いの経験を共有する機会に、ポートフォリオにどのようなものが入っているかを知ることで、自分もこういうふうに使おう！となります。

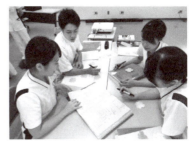

　自分のポートフォリオだけでは、案外自分自身は見えないものです。他者のポートフォリオと比較して見たりすることで、共通するところや本質が見えてきます。自己改善のアイデアが湧いたりして、自分のすべきことが見えてきます。

「充実したポートフォリオ」を紹介してもらう

　新人の中でも、ポートフォリオを自分なりに工夫している人は少なくありません。自作した資料をよくまとめている、何を学び、何を感じたかを的確に記録している、休みに仲間と上手にリフレッシュしている、何を目標にして取り組んでいるのか、何を学んだのかがわかりやすく表現されている、成長の過程がよく見える、チームに支えられている様子がよくわかるなど…これらのポートフォリオを紹介してもらうことは、ほかの人にとってとても参考になり役立ちます。

3 新人フィードバック研修

未来へのリフレクション

　新人期を終えるときは、未来へ自立して巣立つ時ともいえます。未来へ向かって成長するためには、これまでの期間をふりかえることが欠かせません。その際根拠あるリフレクション[7]が大事です。記憶ではなく事実をもとにして考える、ここにポートフォリオが不可欠です。

これまで（過去）をこれから（未来）へ活かす

　この1年目を振り返れば、うまくいかなかったことやどうしていいかわからなくて戸惑ったこと、失敗したと感じたことも少なくないでしょう。このプロジェクト研修では、そのシーンをリフレクションして、そのときなぜうまく対応できなかったのかを考え、「今なら当時とは違う考え方・見方の上にふるまうことができる」とリフレーミング[8]します。この研修により前向きな気持ちで2年目に向かうことができます。

■ 研修名：『ポートフォリオを活かし……仕事の秘訣集を作る！』

【概要】

　「未来へのリフレクション」研修は、ポートフォリオを活かし、自分のこの1年を振り返り、「このとき、もっとよくできたのではないか」「うまくできなかった」というシーンをリフレクションして、「今ならこうできる！」とリフレーミング思考で見直します。その時の課題を解決するための思考と行動を考え出し、リアルに（文章とイメージで）描くものです。「同じような状況になったら、今ならどうできると思う？」という自己への問いかけは、今後、同様の事態になった時に対応できるリスク管理へとつながります。「それをするために何が必要？」という問いかけは、これからの自分に必要な学びに気づき、成長していくことに通じます。

7
リフレクション
内観、内省。ある時点の自分の内側にまで分け入って、そのときの自分をあらためて静かにみつめること。p.29。

8
リフレーミング
ものごとをこれまでとは違った見方で見ること。対象をさまざまな角度から多面的に見て、考え方やとらえ方の枠組みを変えること。p.29。

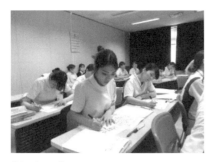
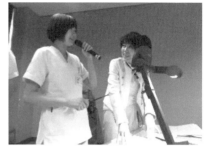

【ねらい】

　リフレクションとリフレーミングを身につけること、自信を持って2年目へのスタートを切ること、最良のふるまいができる自分を描き、考動知性の高い人としての習慣を身につけること。また、仲間の経験をリアルに共有し、自分ごととして学ぶこと、自分に足りないものやスキルを明らかにしてこれから学び続ける意志を持つこと。さらに、プレゼンテーションの際に、先輩たちが自らの経験から有効な解決策を話してくれることで、改めて先輩へ敬意を持つことにつながる研修となります。

【展開】

　まず、1年間の自分のキャリア（仕事・経験）をポートフォリオで俯瞰し、困ったり戸惑ったりした状況を1つ選びます。その時の状況を具体的に考え、「今ならこうする！」という解決策を書き出します。さらにその経験で習得できる能力やスキルなどを書きます。ここで生まれた「知」は、発表し合い皆で共有します。人の話を聞いて疑似体験をすることは、自分のこれからに必ず役に立つものです。その後、一人ひとりの考えを「知の成果集」としてまとめます。

プロジェクト研修のアウトカム

シーン：
清拭で患者さんを怒らせてしまったとき

→ 獲得できる力：
患者さんを理解したうえで行動できる力

氏名

■状況（こんなとき…分かりやすく状況を書く）

事前に好きな温度を確認し、ぬるめが好きと言っていた患者さんに好みの通りにぬるめのタオルで拭き始めたら、急に「冷たい！もういい！」と大きな声で言われてしまった。

絵など

■感情（こう感じた・こう思った）

せっかく患者さんに好みの温度を聞いてからしたのに、残念で泣きたくなった。

■こうしたらいい！
（具体的な、行動・ふるまい・アイディア・セリフを書く）

その患者さんへの清拭する一番始めのときに、熱めとぬるめの二つのタオルを用意して、患者さんの背中に当て、どっちがいいか聞く、そのとき温度も計っておく。A 患者さん、39 度前後、など。

絵やイラストなど

■そのために必要な能力、スキル、知識

相手の言うことをよく聴き、察するコミュニケーション力

■その結果こうなる！

患者さんに、あなたは上手だね〜、気持ちいいよと言われ喜ばれる。患者さんの気持ちをつかめる共感上手な看護師になれる！

実際の凝縮ポートフォリオと表紙

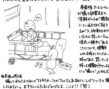

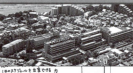
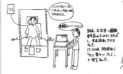
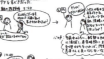

Part IV

プロジェクト研修	新人フィードバック研修プログラム

未来へのリフレクション
「こんなとき こうすればうまくいく提案集」をつくる

構想・講師　鈴木敏恵

		内　容	身につく力
9:00 講義		■今日の流れの説明 ■「凝縮ポートフォリオ」作成の意図説明	□ 全体を掴む □ イメージ力
10:00		■「凝縮ポートフォリオ」作成	
ワークショップ	**Ⓐ** シーン 決定	ポートフォリオを活かしこれまでを振り返り、患者さんとの関わりで戸惑ったシーンやどうしていいかわからなかった、あるいは、もっとよくできたのではないかというシーンを一つ決める	□ リフレクション力 □ 課題発見力 □ 臨床知の顕在化
	Ⓑ 状況 描写	その状況を「文章」と「絵」で説明するように描く。患者さんの言ったセリフ、自分の言ったセリフ、周辺の様子など描く。[R 10]を考える。	□ 客観的に自分を見る □ 状況を表現する力
	Ⓒ 感情	その時の患者さんの感情、気持ち 自分の感情、気持ちを書く	□ 推察力 □ イマジネーション
	Ⓓ 今なら こうで きる!	そのシーンを冷静に振り返り、「今ならこうできる」というふるまいを具体的に描く。立ち位置、立ちふるまい、意識した言葉を描く。手順、意図あるふるまい	□ リフレーミング □ 課題解決力
	Ⓔ 必要な スキル	そのために、身につける必要がある力を考えて書く	□ 自己成長力 □ 成長戦略
	Ⓕ 結果	目指すゴールイメージ、その結果どうなるか	□ 望ましい状況を描ける □ ゴールイメージ力
	Ⓖ	a.のシーンで獲得できる力を書く	□ 次へのモチベーション □ すべてから学ぶ力
11:30		4人程度で話し合い、発表する1枚を選ぶ 選ぶ基準は、その内容を皆が知ることで役に立つ&看護師1年としてしばしば起こり得ること、など	□ 素早い読解力 □ 価値発見力 □ 話し合いで決定する力
13:00 WS プレゼン テーション （思考共 有）		■「凝縮ポートフォリオ」のプレゼンテーション（知の共有） 数名、一人3分程度、書画カメラでプレゼンテーション スクリーンに映し出して全員が見られるようにする ファシリテーターは対話コーチングで具体的に聞き出して詳細を可視化する 聞き手は人のプレゼンを見ながら互いにモチベーションを向上させる	□ プレゼン力 □ 知の獲得力 □ 他者からの学び
15:00 講義		■セルフコーチング講義とキャリアプラン 　「2年目にむけてのキャリアプラン」の書き方と意義を説明	□ 自己成長の方法
15:30 1人ひとり 目標と計 画記入		■2年目のビジョンとゴールをよく考えて書く 「キャリアプラットフォーム」「ゴールシート」に記入 新しいキャリアポートフォリオファイルの表紙に「ゴールシート」を入れる 次に「見開き両面」に「キャリアプラットフォーム」を入れる	□ 2年目を描く □ キャリア構想 □ 目標設定力 □ 未来志向 □ モチベーション ◆関連70p
16:00 終了		■「凝縮ポートフォリオ」を集めて終了。後日、「こんなとき、こうすればうまくいく! 提案集」を作り各自へ渡す	□ 自己評価 □ フィードバック

時間配分は参加人数により異なる。休憩等は随時

87

【実践への考察】
看護教育にポートフォリオを活用したプロジェクト学習の考察
－ポートフォリオ導入後1年目の現状分析－

研究目的
院内研修において「自ら学び成長する」を教育ビジョンの一つとし、2017年度から3年計画でポーフォリオを導入し、定着を目指している。導入1年目の到達目標であるポートフォリオを活用したプロジェクト学習の効果と楽しさの実感を評価し、定着に向けた取り組みを考察した。

> 看護教育におけるポートフォリオを活用したプロジェクト学習の評価について、新人看護師と経験者看護師の比較から明らかにする

対象
対象は新人看護師25名と実務経験2年目以上の看護師（経験者看護師）134名。アンケート回収率は90.5％、有効回答率は98％。

結果
新人看護師と経験者看護師の間に有意差があった4項目の新人看護師の回答では、「学習意欲ややる気が出た」92％、「行動変容した」100％、「他者からのフィードバックを受けてやる気が出た」96％の肯定的な回答があった。また、「自己の目標管理のツールとして次年度もポートフォリオを活用するかどうか」についても、80％の研修生（新人看護師）が次年度も活用したいと回答した。

考察
ポートフォリオ活用によるプロジェクト学習を実施した研修生の目標達成度が平均72％であったことから、ポートフォリオは、看護経験年数とは関係なく能動的に目標達成につながる教育方法であることが示唆された。

また、経験者看護師に比べ、新人看護師のほうが学習意欲ややる気、行動変容に効果があることが分かった。この新人看護師と経験者看護師の差の背景には、新人看護師はリフレクションの初学者である一方、経験者は多くのリフレクションを体験し、自己流の能動学習が身に付いており、新しく指定された教育ツールへの戸惑いがあるためと考えられる。さらに、ポートフォリオは教育者によるプラスのフィードバックが必要不可欠だが、教育プログラムが整っている新人看護師へのフィードバックが丁寧に行われている反面、経験者看護師へのフィードバックが手薄であることが影響していると考えられる。

しかし、研修中の看護師の態度を見ていると、昨年度に比べ新人看護師と経験者看護師は共に生き生きと楽しく参加している様子がうかがわれ、研修後のアンケート結果にも「楽しかった」という意見が書かれており、楽しさは実感できていると思われる。

東京都立広尾病院

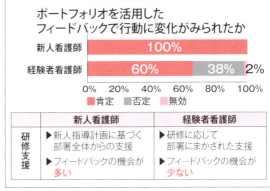

C 新人指導者・教育者研修

新人指導者として成長する

新人指導者もそのスタート研修で、ポートフォリオやプロジェクト学習の基本や活用を新人同様に理解します。同時に、対話コーチングの手法と、新人が自ら考え動ける人になるように指導するための「考動知性」[9] の理論を習得します。その内容と手法はPart Ⅱの内容を教材としてそのまま活用していただくことが可能です。

9
考動知性
p.22

1　新人指導者（教育担当）スタート研修

対話コーチング力を身につけるプロジェクト研修

新人指導者として「このようなシーンには、このような言葉をかけるといいね」という実際に使える「対話コーチングシート」を活用し、考え出します。

＜研修の手順＞
① 「実際に新人がこのような状態の時があった」という、新人指導者が指導に悩んだシーンをもとに対話シーン（＝対話コーチングを必要とするシーン）を複数用意し、研修生（新人指導者）へ提示します。
② チームごとに「対話シート」を選択して、コーチングの工夫を考え出します。
③ 書画カメラでそれを大きく映し出し、対話の工夫や意図をチームごとにプレゼンテーションします。（語調や伝え方も大事なので、ロールプレイで披露します。）
④ 聞き手が、さらに多様なコーチングセリフやアイデアを提供します。
⑤ 様々な意見で改良されたコーチングシートを１冊の「対話コーチング集」にします。コーチング集は使ってみると改善点が見つかりますから、バージョンアップが必要です。こうしたことが「やりっぱなし研修」でなく「発展的な研修」につながります。

対話コーチング集

「対話コーチングシート」の活用

①～⑦の番号順に考えます。どういうシーンかはじめによく理解し、対話コーチングした結果、新人にどんな表情になってほしいのか、ゴールイメージを先に考えます。そのために最初の一言は何を言おうか考えてみることが、いい対話になる秘訣です。

①
対話コーチングが必要なシーンを書きます。対話コーチングが必要なシーンとは、新人が何かをしたとき、間違えていたとき、放っておくのではなく、何か有効なコーチングをする必要があるシーンのことです。

②
■タイミング：最適なタイミングを考えます。

■環境：どこで声をかけるか、どういう立ち位置で実行するかを考えます。

■工夫：その時、新人の目に何が見えているとより有効かを考えます。

④
怒ったり、威圧的にならず、相手を受け入れる表情。先輩のセリフはできる限り少なくします。

⑦
新人が考えつつも、たくさん話すようにします。

⑥
新人が自分で気づくように言葉を選び、少ない言葉で話します。
「いいね！」「そう考えていたのね！」など相手のモチベーションが上がるよう工夫します。

③
同じ間違いをしないために、どうしたらいいのか自分で考え、言えるようなゴールが望ましい。

未来教育[対話コーチングシート（新人指導者用）]

所属　氏名

対話コーチングシート：　①

「あなたはどんな対応をしますか？」

■ タイミング：いつ？
■ 環境：どこで、立ち位置
■ 工夫：視覚（何か見えるように）　②

先輩　④　⑤　⑦　新人

⑥　③

その結果、新人はこうなる！（具体的に変化変容する行動・感情を書く）　③

Copyright © 2018 シンクタンク未来教育ビジョン　鈴木敏恵　All Rights Reserved

---

③´
対話コーチングした結果、新人がよい顔、きりっと前向きな表情になることが大事です。

2 新人指導者マイルストーン研修

新人指導者マイルストーン研修とは

　新人指導者（指導者）にとってこの一年は、新人を成長させるプロジェクトともいえます。指導者もそのスタート期に、自分の目標をゴールシートに書きポートフォリオの冒頭に入れます。一人で目標へ一気に向かうだけでは、いい成果が得られません。プロジェクトには、立ち止まり考えるためのマイルストーン（区切り）が必要です。年に数回、より指導者として力をつけるためのマイルストーン研修を実施します。

「新人」と「新人指導者」のポートフォリオを照らし合わせる

　指導者同士の横つながりのミーティングを年数回開いたり、ポートフォリオを持ち寄るマイルストーン研修で、新人を伸ばす工夫や改善点、アイデアを得ることができ、教育力を上げることができます。その際、担当する新人のポートフォリオも一緒に見ます。

　指導者は自分のポートフォリオと並行して、新人のポートフォリオをめくります。自分がいろいろ教えたり声をかけたりしたことで、初めは何もわからず、できなかった新人がこの１年で成長したことが見えてきます。指導者のポートフォリオと新人のポートフォリオを、日付を追いながら照らし合わせるように見ることで、その指導が新人にどういう効果をもたらしたかを知ることができます。

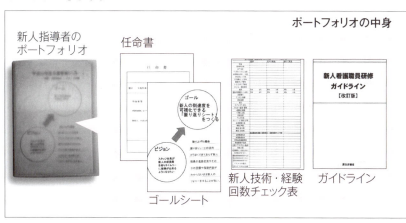

3 新人指導者フィードバック研修

コンセプト

　新人を成長させることで、指導者は自らも教育者としてのコンピテンシーを高めます。１年間を振り返り、新人を育てるために取り組んだことを客観的に見て、自分の「指導者としての価値あるふるまい」を顕在化します。

<指導者としての振り返り>
どう教えたら仕事ができるようになるのか
どう見せたら身につけてくれるのか
どうしたら気持ちを伝えてくれるのか

プロジェクト研修の展開

　ポートフォリオと「教育コンピテンシー（顕在化）シート」（p.93）を用いて、新人指導の過程や工夫、取り組みの成果を顕在化し、その後共有します。

　「教育コンピテンシーシート」に描く、コンピテンシーを発揮したシーンを決めます。ポートフォリオを初めのページからパラパラとめくり俯瞰し、自分が指導者として新人が育つために行ったこと、工夫したことやうれしかったことを振り返り、新人を見て「あっ！このままじゃいけない」と思い、「何とかしたい」と考えて関わったシーンを決めます。その新人ができるようになるために指導者である自分が何をどうしたのか、新人の変化や自分の配慮や工夫・手応えなどを、絵を添えて客観的にシートに書きます。

【書き方】

　新人指導者研修プログラム（p.94）の**Ａ**〜**Ｅ**の内容を、「教育コンピテンシーシート」に書き込みます。

教育コンピテンシーシートの書き方

　自分の行ったことを写実的に、客観的に表現するということは、実は大変難しいものです。そこで次のようなコーチングでフォローします。

＜新人指導者へのコーチング例＞
「新人の何を見てそうしたの？」
「どんな意図で？」
「で、最初は何をしたの？」
「次にどうしたの？」
「かけた言葉は？　最初はなんて言ったの？」
「具体的には？」「どこでしたの？」
「タイミングの工夫は？」など、コーチングしてできるかぎり克明に書くことを促します。

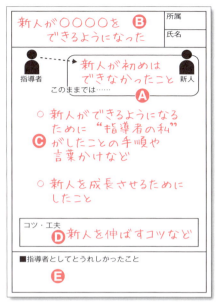

教育コンピテンシー（顕在化）シート

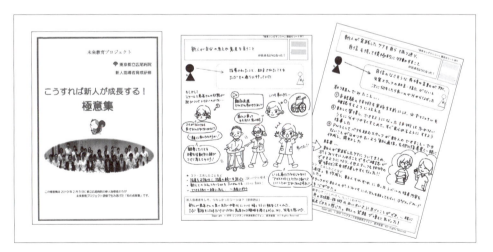

プロジェクト研修のアウトカム＝「こうすれば、新人が成長する！極意集」記入例

プロジェクト研修　　新人指導者フィードバック研修プログラム

未来へのリフレクション
「こうすれば!新人は成長する!極意集」をつくる

構想・講師　鈴木敏恵

		内容	身につく力
13:00 講義		全体説明 ■凝縮ポートフォリオ作成の意図	全体を把握する力・習慣
13:30		■「凝縮ポートフォリオ」作成	
ワークショップ	Ⓐ シーン決定	シーンを決める 「このままでは新人は○○ができないままになってしまう」	□ 観察力 □ 課題発見力
	Ⓑ 教育成果	新人が○○○ができるようになった	□ 自己評価力
	Ⓒ 教育活動	新人ができるようになるために"新人指導者"のあなたがしたことの手順や言葉かけ等 新人を成長させるためにしたこと その活動内容を文章と絵で説明するように描く	□ 客観的に自分のふるまいを見る力 □ 自分の成果を表現する力 □ リフレーミング □ 課題解決力 □ 思考プロセスの可視化 □ 教育コンピテンシー
	Ⓓ こつ・工夫	自分が新人を伸ばすためにしたコツ・工夫を書く	□ 自己成長力 □ 成長戦略
	Ⓔ 気持ち	新人指導者をしてうれしかったこと、獲得したこと、役立つこと	□ やりがい
14:30 プレゼンテーション		■「凝縮ポートフォリオ」共有 5分/人　程度	□ プレゼン力 □ 知の獲得力
15:30 講義 16:00 終了		■キャリアポートフォリオで未来を描く	□ ビジョン力(p.70)

時間配分は参加人数により異なる。休憩随時

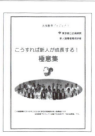

凝縮ポートフォリオの表紙

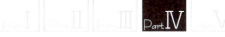

D 中堅職員研修 ── モチベーションアップ

組織の宝物……中堅職員の「経験知・暗黙知」

職場において中堅職員は宝物です。AIやテクノロジーで不可能な、もちろんアウトソーシングなど決してできないその組織・専門における知恵や工夫、暗黙知を持っているからです。

多くの組織では新人や転職者にばかり注目しがちですが、中核として日々組織を機能させているのは中堅職員です。それにもかかわらず、多くの職場では本人たちも含め、中堅たちの価値に気づいていないのです。

この中堅職員が自ら学び続け、モチベーション高く仕事をし続けるためには、その暗黙知や経験知を顕在化させることが必要です。

未来に引き寄せられるように

ここで提案するプロジェクト研修のねらいは、中堅職員が自らの価値に気づき、モチベーション高く働き続けることができるということです。考えなくてはならないのは「人はどうしたらモチベーションを失わずに働き続けることができるのか」ということです。一つは「ああなりたい」「こうなりたい」と自分が働いている未来を楽しみに思うこと、現在の仕事に意義を感じ、将来のキャリアビジョンを描くことです。夢があれば、未来に引き寄せられるように、モチベーションを高く働き続けることができます。

過去にスポットライトを当てる

もう一つはこれまでの過去のシーンに意味や価値を感じていることです。キャリアビジョンはこれまでの仕事の成果やプロセスから描かれます。もしこれまで自分がしてきたことに価値を感じることがなければ、未来へのモチベーションも湧いてきません。そこで、研修では、ポートフォリオを活かし自分が仕事をしてきた"これまで"の全体を見て、最も心に残るシーンにスポットライトを当てます。それを「インパクトシート（M）」に描き、そこに暗黙知を顕在化させ、価値に気づきそれを共有することをねらいとします。

研修「一人ひとりの価値ある経験をシェアしよう！」

〈手順〉

①事前に各自「インパクトシート（M）」[10]を描いて集合します。

　これまで最も「自分の仕事ができた」、すなわち自分の能力や資質が活きたと感じられる達成感や充実を感じた場面（インパクトシーン）を、ポートフォリオをめくりながら一つ選び、その状況の絵とその説明で表現します。

②このインパクトシーンを一人ひとりプレゼンテーションし、互いに知恵と感動をシェアします。（書画カメラで一人ひとりのシートをスクリーンに大きく映し出します。）

③ファシリテーターは、コーチングで暗黙知を顕在化する役割を果たします。「ここはとても大切なところ」と感じたら、「この時、何を頭で考えていたの？」「なぜ、そうして差し上げたの？」など笑顔で言葉をかけて、さらに詳細に話してもらうよう促し、暗黙知を顕在化するようにします。敬意・感謝・誇り・承認の場とします。

※一人ひとりが自分の資質や、日頃の仕事の価値や意味に気づき、人間として、プロとしてより成長を望み、モチベーションが高まるよう工夫します[11]。

【効果】

「経験の価値化／共有」「暗黙知の顕在化／伝承」「自分を客観的に見る姿勢」「自己有用感」。

注10　インパクトシート（M）
筆者これまで設計したインパクトシートには、新人用、指導者用などさまざまある。ここでは中堅職員用（M）とする。

注11　p.97「評価と考察」を参照。

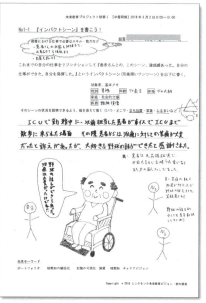

インパクトシート（M）

中堅職員研修の評価と考察

【研修参加者の評価】
■今日得たことは何ですか
- あらためてこの仕事は素晴らしいと思った
- 自分の看護を振り返る機会となった
- 他者の経験を共有できた
- 自分の資質は宝物だと思った
- それぞれの考え方が分かった、感心しました
- 日々経験していることの一つひとつがとても「価値」のあることだと感じた
- 能力は人それぞれ違うということ、自分に合った能力を伸ばそうと思った

■それはあなたの未来のどのようなシーンで役に立ちそうですか
- さまざまな場面での人々との関係をつくる時
- これからやりたい仕事のイメージを具体的に描く時

■自由意見
- ファシリテーターが一つも否定したり責めたりせず、皆全員を褒めて認めてくださったことがうれしかったです。ありがとうございました
- なかなかゆっくり自分の仕事を振り返ったり、他の人の仕事を共有できないので今日参加してよかったです
- 人と比べないで自分のできることをやっていこうと思いました
- たくさんのドラマをみたようで満足感があります。パーソナルポートフォリオを作ることで今までの人生を振り返ることができ幸せでした

【アンケート結果】

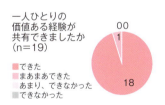

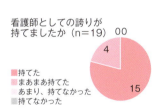

【研修担当者の感想】

　専門職業人としての自分のキャリアをじっくりと考える機会が少ないと思われる中堅職員のみを対象として、2016年5月から始めた中堅職員研修も今回で5回目となった。日頃の業務に追われ、じっくりと自分の仕事や資質について考える機会も持ちにくく、また他者に承認されながら語る機会はほとんどないのが現状である。今回、この研修で中堅職員たちが自らの言葉で語り共有することができて、とても満足度の高い研修となった。自分の可能性や将来について考える機会となったと思われる。

「島根県立中央病院 中堅看護職員研修」
実施報告書（2018年5月）

【実践】 ポートフォリオを目標管理へ導入する意義

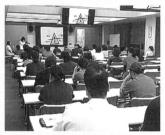

　自ら課題を見つけて学び、考え、主体的に判断し問題を解決していく力を身につける教育、プロジェクト学習を取り入れている施設や松下看護専門学校他の成果を知る中で、近年の類をみない離職率打破のため、辞めない新人、学び続ける中堅、生き生きとした組織づくりのためにプロジェクト学習・ポートフォリオの導入を決定しました。

　そこで2016年に「心豊かに、あらゆる変化に対応でき、その人らしい生活を支援できる自律した看護師」を育成する3年計画を立案しました。2017年度は「プロジェクト学習・ポートフォリオの理解」、2018年度は「目標管理にポートフォリオを活用し、プロジェクト学習を支援する」という目標で新人研修、管理者研修を行いました。2019年2月の研修会では、新人看護師の凝縮ポートフォリオ、先輩看護師は「データサイエンティスト」としてのパーソナルポートフォリオ、事務職からは念願の資格取得のためにビジョン・ゴールを明確にして取り組んだキャリアポートフォリオを参加者全員で共有し、人材育成に効果があるということを伝えることができました。また「看護師のクリニカルラダー（日本看護協会版）」をもとにキャリア開発ラダーを作成し、人事考課とラダー認定を紐づけしました。

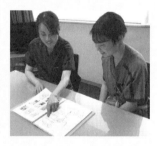

　計画3年目である2019年度は「プロジェクト学習・ポートフォリオの定着」を目標に、ゴールシートを用いた目標管理シートを作成し取り組みを開始しています。組織（パナソニック健康保険組合）全体としての取り組みとしても、2016年から人事考課（目標管理）に対して、成果評価からノーレイティング評価に移行しています。このことからも、引き続き看護部としてスタッフ一人ひとりを大切に支援していきたいと考えています。

離職率の変化				
離職率	2015年度	2016年度	2017年度	2018年度
全体（％）	15.6	12.7	10.6	8.9
新卒（％）	19.5	7.4	17.1	0.0

松下記念病院看護部長　出井まち子

E 目標管理・ポートフォリオ全体研修

目標管理の成果は全体で共有する

目標管理の成果は個人的なものではなく、多くの人にとって役立つものであるため、上司だけに報告するのではなくオープンな同一空間で、全員で共有することが有効です。

最大数が参加できる工夫

できる限り多くの人が無理なく参加できるような時間帯に設定します。p.97の事例で紹介した島根県立中央病院では、夕方に1時間半程度の時間をとって実施しています。

早めに研修開催のポスターを作成し、情報公開します。日勤後のスタッフが帰りがけに参加したり、夜勤前に顔を出したりと、気軽に参加できるよう工夫します。

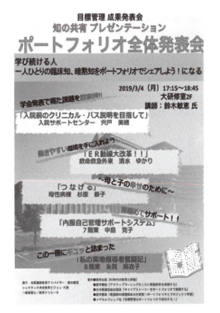

ポートフォリオ全体発表会のポスター

【実践】　　　　文化として定着しているポートフォリオ

　島根県は高齢化率が非常に高く、当院は県の基幹病院として地域の医療を担う急性期病院です。高い倫理観や、努力を惜しまず学ぶ姿勢を備え、相手への配慮ができる優秀な看護職員の育成を目指しています。そのため、どのような指導が効果的なのか常に模索しています。15年前から継続して目標管理にポートフォリオを導入し、鈴木敏恵先生にそのノウハウから活用までをご指導いただいています。

　達成すべき仕事上の目標を自分自身が設定し、上司と共に共有しながら支援できる手法がとても魅力的でした。しかし当初は、目標が達成できたか、できなかったかの最終結果にのみ終始し、その過程を評価することができませんでした。看護における多くの知識や技術は、臨床で磨かれ非言語的な暗黙知として存在しています。鈴木先生にご指導していただきながら、その暗黙知に注目し、なぜ達成できなかったのか、どこが足りなかったのかなど、そこに至る思考過程を看護師長とスタッフが一緒に考えることができるようになりました。

　ポートフォリオ発表会で、今まで行っていた自分の看護を承認してもらい、自分の成長を実感しながら自分の意志で歩いていけることは、主体的な学びとなります。今では、ポートフォリオの手法を用いた目標管理が当院看護局の「文化」として根付いています。

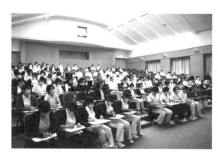 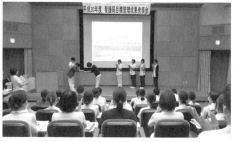

島根県立中央病院看護局長　池田康枝

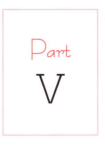

[創造]
意志ある学びへの成長戦略

自分の意志で成長するためには、戦略が必要です。何をどう学ぶのか、どんな手段で学ぶのか、ともすれば失いがちな学びのモチベーションをどう高めたり、維持したらいいのか。学びの成果でもある自分を、どう社会で活かすのか。本章ではここをお伝えします。

A 自分の意志で成長する

自分の意志で成長するためには、戦略が必要

　何をどう学ぶのか、どこでどんな手段で学ぶのか、学びのモチベーションはどうしたら持ち続けられるのか……。ここには戦略が必要です。

戦略1　キャリアポートフォリオをスタートする

成長するために、ポートフォリオをスタートさせる

　自分の学習や経験を「キャリアポートフォリオ」として作成し、次の成長に役立てます。キャリア（経験、仕事）に特化したポートフォリオが「キャリアポートフォリオ」（p.68）です。「資質」や「能力」や自分が大切にしていることなどを見出すために、または、自分を他者に向けて表現するためにも「キャリアポートフォリオ」をつくります。

ポートフォリオに経験や学びを蓄積する

　自ら獲得したりんご（知識や経験）をポートフォリオへ入れていきます。キャリアビジョンを描くとき、学びのゴールへ向かうとき、ポートフォリオを活かし、自分の行動や成長の情報を客観的に見る知的な習慣を身につけます。

　　＜キャリアポートフォリオに入れるもの＞

　　□ ビジョン・ゴール・ミッションを書いたもの

　　□ 関心あるテーマに関連する資料、自ら調べたもの

　　□ 関心のある記事、疑問、気づきメモ

　　□ 資格、認定など（その習得プロセスがわかるもの）

　　□ 価値ある経験・出会い・学びがわかるもの

　　□ 自ら作成した企画書、手順書など

　　□ 学会等で発表した論文、寄稿したものの控え

　　□ スキルや経験がわかるもの

　　□ 研究テーマ、その理由・コンセプトほか

　　□ 研修会参加など自己研鑽がわかるもの

　　□ 研修会などで得たことを仕事に活かせた経験

戦略2 キャリアデザインにポートフォリオを活かす

自分の意志で未来へ向かう

「成長したい」という気持ちは、未来指向の願いです。その願いを実現させるためには、自分と未来をまっすぐ見つめることが必要といえるでしょう。この対象を見るという行為にポートフォリオが役立ちます。

1
パーソナルポートフォリオ
p.7, 69

自分を見る　　　　　　　　　　　　　　　パーソナルポートフォリオ[1]

- [ ] やってきたことや作ったもの、好きなこと、関心をファイルにする
- [ ] 自分の得意やもって生まれた資質を考える
- [ ] どんなことをしていると楽しくて時間を忘れるのか、好きこそものの上手なれといえるものがあるか考えてみる

世の中を見る

- [ ] 世の中は広すぎて全部は見えないが、それでも、ネット、メディア、様々な本を読んでみる、人に会う、旅行へ行く…。
  いろいろな仕事、生き方に関心を持ってみる。
- [ ] 一方、メディア（ネット・テレビ）人（親でも）の意見に流されない、自分の芯を持つ

生き方や仕事をいろいろ考える

- [ ] 仕事・作業・活動のイメージを広げる。今、存在しない仕事や生き方も"あり"と考えてみる
- [ ] 条件や福利厚生などから、離れて考えてみる（初めから選択を狭くする必要はない）
- [ ] 「好き、おもしろそう、私に向いてるかも！」という直感を大事にする

ニーズとシーズを考える

- [ ] その仕事で必要（ニーズ）とされるものをゼロベースで考えてみる
- [ ] ニーズに対し、シーズ[2]（自分が提供できるもの）を考えてみる
- [ ] 足りない「必要な能力」を洗い出し　知識を補充したりスキルを身につけたりする

2
ニーズシーズシート
『キャリアストーリーをポートフォリオで実現する』（日本看護協会出版会）p.94〜95

　"行動"をはじめる

3
キャリアビジョン
p.42

4
キャリアビジョンシート
p.70

5
ゴールシート
p.37

6
キャリアプラットホーム
p.71

キャリアビジョン[3]・キャリアデザイン　　キャリアポートフォリオ

□ そこで何を経験したいのか、どうなりたいのかキャリアビジョンシート[4]に表現する
□ ビジョンとゴールをゴールシート[5]に表現してみる
□ 何を、いつ、どんなふうに身につけるのか、キャリアプラットホーム[6]に書いてみる

暗黙知の顕在化・次世代への継承

□ 一つの領域で経験を積めばそこには暗黙知が蓄積される
□ 暗黙知は、データ化、マニュアル化し難く、ゆえに価値を持つ
□ 自分が習得した知を次の世代へ語りつぐ

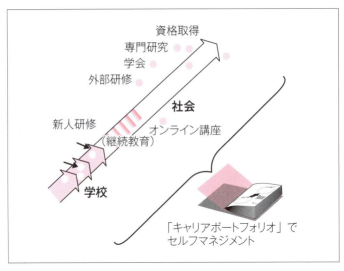

キャリアポートフォリオの有効性

□ 自分の学びや経験、仕事をマネジメントできる
□ 生きがい、やりがいのある仕事ができる
□ 自分の資質や知識、能力を顕在化できる
□ 自分のコア・コンピタンスを見出すことができる
□ キャリアデザイン・ビジョンを描ける
□ ライフステージの変化に対応できる
□ 自らの変化を客観的に見ることができる
□ 自らの成長を自覚することができ、自信や意欲につなげる
□ 「今月はこれができるようになった」と自覚し、やる気になる

戦略3　成長へのモチベーションをかき立てる

本当に自分がしたいことを考えてみる

「成長したい」という気持ちは、未来と自分を信じるからこそ生まれます。しかし、普段はこのようなことを考える機会はあまりありません。改めて、その仕事を選んだ自分のことを未来指向でイメージすることで気持ちが高まります。

仕事のよさ、価値

成長への意欲はどういうときに高まり、どういうときに失せるのでしょうか。明らかなことは、自分や世の中の未来に対して否定的なイメージばかりが頭の中を占めていたら、成長意欲どころか今を生きる力さえ湧きません。これから取り組もうと思っている仕事や生き方に何らかの価値を感じているからこそ、「学ぼう！」「成長したい！」とモチベーションが高まります。その進路を選んだとき、改めて「自分が選んだこの仕事のよさ」「価値」を考え書いてみることで、さらにモチベーションが高まります。

誰を"ハピネス"にしたい？　未来の何をよくしたい？

「キャリアビジョンを考えましょう」とか「あなたはどんな仕事に就きたいですか」という質問をするより「誰をハピネス[7]にしたい？」や「未来の何をよくしたい？」とコーチングすることで、その人の顔がパッと明るくなります。そのことをハピネスシートに描きます。

誰かに何かしたことで自分がうれしい気持ち（ハピネス）になったことや経験を、ハピネスシートに写実的な説明と絵で描きます。

ここから成長へのモチベーションが湧き上がります。

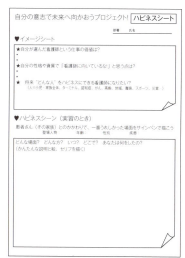

ハピネスシート

> 7　ハピネス
> 自分が何かささやかなことでもしてあげることで、相手にとって楽しい気持ちや心満ちる時間となること。

戦略4　ポートフォリオを活かしプロセスで成長する

ポートフォリオを活かす要は「プロセス評価」にあり

　成長への評価は、点数をつけたり査定したりするものではありません。「価値を見出すこと」、ここに尽きます。そのために見るべきは"結果"ではなく、ある方向へ向かって展開している"プロセス"そのものです。ポートフォリオを評価に活かす最大の特徴は、結果ではなくプロセスを重視することにあります。たとえば「この情報で、このことに気づいてこう考えたのね……」と思考プロセスを辿るように見ます。

プロセスをていねいに、漏らさず見る

　教えたり、与えたりしたことを習得して成長するという観点もありますが、草花の茎が光に向かい、自然にすっと立つような力が顕在化するときにこそを成長というのではないでしょうか。成長は、できた・できない、何センチ伸びたと単純に判断・評価されるものではありません。風に揺らぐしなやかさだったり、あたりに漂う香りであったり、見る角度で異なる色彩や光沢度合いのような微妙で複雑な変化です。結果を判定する評価ではなく、動きのあるプロセスをていねいに、漏らさず見ることが必要です。

プロセスを俯瞰して部分のつながりを見いだす

　プロセスを見て評価するということは、はじめから今までの全体を俯瞰して、変化をとらえることです。また、ある日の行動と異なる日の行動や気づきを関連づけるように見る、深く読み込み、その奥にあるものを他と関連づけて考えるようなことが肝心となります。

ポートフォリオ活用への評価の観点

□ ビジョンやゴールに向かい「必要な情報」が適切に集められているか

□ フェーズごとの目標達成と明確さを意識しているか

□ 活動に対し「時間」や「手間」の掛け方は適切か

□ 入っているものは、最新の情報か、根拠ある情報か

□ 多角的な視点で情報を得ようと意識しているか

□ 自分と違う見方でも考えようとしているか（リフレーミング）

□ 経験やうまくいかなかったことから「価値ある学び」ができているか

□「何」を獲得して「何」を創造（行動）しているかを常に意識しているか

□ 自分のやり方を客観的にみて、必要であれば改善や知識補給ができているか

□ フェーズごとに次につながるフィードバックをしているか

□ 今後の自己研鑽プランが入っているか　など

ポートフォリオに入っていてほしいもの

□ 人とのコミュニケーション

□ 心に残っているシーン

□ 自分が選んだ学びや研修への参加動機

□「何」を獲得して「何」を行動に移したか

□ 次につながるフィードバック

□ 現状の学び方などの改善案

□ 今後の自己研鑽の新しいアイデア

□ 自分のコア・コンピタンス（自分ならではの強み）の気づき

戦略5　潤沢なポートフォリオにする

中身がなければすべて始まらない

　ポートフォリオは成長に有効で、その役立つシーンも用途もさまざまです。しかし、それを可能とするためには唯一の条件があります。「ポートフォリオの中身が潤沢であること」です。ポートフォリオの中身がスカスカであれば、何も始まりません。入るべきものが入っているからこそ、思考をたどることができたり、中身を客観的に見て深めたりすることができるのですから。

　ネット上の情報がそのまま入っているだけでは、ポートフォリオではなくただのファイルです。目標へ向かうそのプロセスで自らさまざまな経験をしたり気づいたり、考えて出したもので、ポートフォリオが膨らむようにします。ここに対話コーチングが活きます。そのためには明確な目標が存在し、そこへ向かい何をしたらいいか自分でわかっていることが肝心です。

ポートフォリオは書くものではなく"入れるもの"

　ポートフォリオのために何かを用意する必要はありません。何か行えば必ず何らかのアウトカムは、そこに生まれるからです。アウトカムとは、きちんとできたものばかりでなくメモ、イメージスケッチ、資料に引いた重要箇所へのマーカーの線なども含みます。

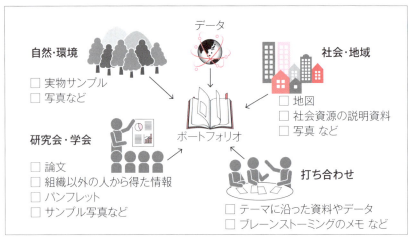

このシーンで、これがポートフォリオに入る

戦略6　意図的に多様な手段で学ぶ

「知」を身につけながら未来へ向かう

　「こうなりたいな」と自分の未来を描く。その未来の自分になるためには、知を得ること、学びが必要です。学ぶ手段は意図的に多様なものとします。組織内の研修だけ、あるいはネットからの情報ばかりというのではなく、eラーニング、スマホやタブレット端末の活用、クラウドでのファイル共有、テレビ会議やチャット、オンライン講座、公的機関や大学講座など、多様な学びの手段を意識したカリキュラムを自ら計画します。多様な手段で多面的に学ぶ方法を押さえておくことは、学びたい物事の本質に気づくきっかけともなり得ます。

　キャリアポートフォリオには学びの手段がわかる、Ⓡ（リアル）、Ⓦ（オンライン講座など）、Ⓗ（ヒューマン）、Ⓢ（ソーシャル／社会の機関）というような記号を入れます。使った「学びの手段カード」を確認しマークをつけることも有効です。

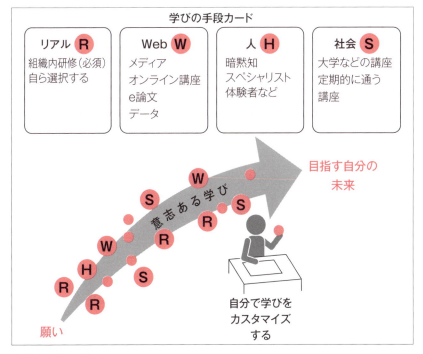

多様な手段で学ぶ

戦略7　自分だけの「キャリアカリキュラム」を設計する

自分のビジョン、ゴールをもつ

　「こうなりたい」という夢や願いを持つことは、自分がどう生きたらいいのか考える拠りどころになり、迷ったときに立ち戻る軸心にもなります。何のために何をやり遂げたいのか、ビジョンとゴールをもっていれば、戸惑いながらもぶれずに生きることができそうです。

自らの学びを体系的にする

　夢を叶えるためには、自らが力をつける必要があります。例えば「世の中の役に立てる人になりたい」と願っても自分が何も持っていなければ叶いません。

　成長するため、夢を叶えるためには、どこでどう学ぶのかを考えることが必要です。しっかりした組織には内部の教育や研修が整備されています。組織内ではこの研修を受講し、テーマによって外部研修や講座に参加する、あるいは必要な経験を積むなどして、自分のビジョンの実現に向けてキャリアカリキュラムを考えます。ただやみくもに学ぶのでなく、自らの学びを体系的に構築する必要があります。ここにポートフォリオが活きます。

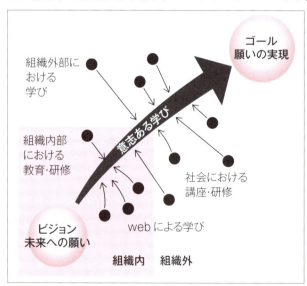

今はキャリアビジョンが明確ではないという人も、さまざまな学びや経験をする中で自分の目指す方向が見えてくることも多くあります。

自ら学びを構築する

Part V

B 自由に学べる「組織内カレッジ構想」

　ここまでは、個人の成長戦略をお伝えしました。ここからは、その一人ひとりの意志ある学びや成長を叶えるために、組織が挑戦できることをお伝えします。

自由に学べる「組織内のカレッジ」で成長する

一人ひとりが選べる成長へのチャンス

　社会が急激に変化している今、これまでのように、同じ入職年であれば同じ研修を経年的に行う組織から、個々のキャリアビジョンや生活設計にあった研修を本人の意志で選択できる組織が求められています。具体的にどうしたらいいのか……ここで、筆者が取り組んできた「組織内カレッジ構想」を提案します。

イメージは、自由に学べる組織内の「カレッジ」

8
組織内の教育体制
p.52-53

　一定規模以上の組織であれば、内部に教育体制を整えています[8]。新人研修、新人指導者研修、リーダー研修、目標管理研修などの一般的な研修以外に、その組織ならではの接遇研修やリスク対応、独特の専門性を高めるためのさまざまな研修が存在します。それはおおむね、実務能力を一つひとつ段階を経て習得する仕組みとなっています。

　これらの段階的研修を個人が自ら選択できる研修へ変えます。組織内にカレッジがある、そのカレッジで自由に学べる！と感じるようなシステムを構築します。

選ぶのが楽しい「研修シラバス集」を作る

　研修情報をまとめた「シラバス集」を作り、組織内の研修、講演会（企画）のすべてをできる限り一元化して"俯瞰"できるようにします。そして、その研修の「目的／目標／対象／科目／概要／開催時期／身につく力／重要度など」がひと目で把握できる構成にします。

組織内カレッジのシラバス集

　組織内ネットワークですべてのスタッフは自由にこのシラバスを見て、自らのキャリアビジョンにあった学習プランを体系的に構想することができます。

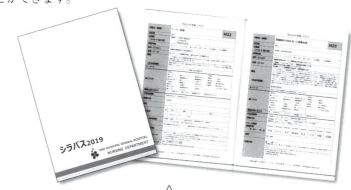

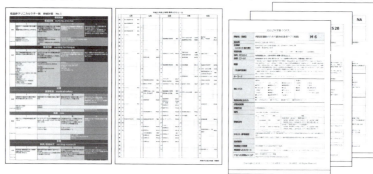

（青梅市立総合病院「シラバス2019」より）

研修シラバス集の効果

□ 自分のキャリアビジョンにあった研修が見つけやすい
□ 自分の資質やキャリアビジョン（専門的方向）を考えることになる
□ 自分の求めるキャリアビジョンに必要な力が身につく研修がわかる
□ 組織内の人々だけでなく地域の人々などの参加を促せる
□ 組織全体の知的レベルをあげることができる
□ 個々の生活に合わせたカリキュラムを自ら考えられる
※シラバス集は、組織外の研修情報も網羅することを目指します。

シラバス集の中身

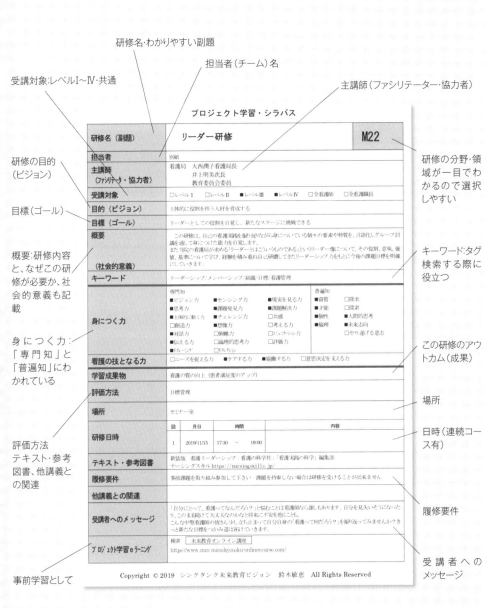

未来を生きる力が身につく「プロジェクト研修」

　AI・テクノロジーが社会に浸透する新しい時代、人間には、他者と力を合わせて、より良き未来を生みあげる力が求められます。ここにプロジェクト研修が応えます。p.117のプロジェクト研修と以下の**1**〜**5**を照らし合わせて読んでください。

1 多様な人とのプロジェクト研修で成長する

　夢は一人では叶いません。「何かをかなえたい」という願いがあるならば、自分以外の存在が必要です。プロジェクト研修では職種の違うメンバーと一緒に課題発見や解決のためのアイデアを出し合うことで多面的、多角的な考えを持つことができます。知の共有でクオリティーの高い成果をもたらすことができます。

2 ビジョンとゴールの明確な設定

　プロジェクト研修では多様な仕事の人が集まり行うことで成長と成果を高めることをねらいとします。仕事もキャリアもポジションも違うけれど、ビジョンやゴールがあれば、一緒に未来へ向かい成長することができます。ここをプロジェクト研修で体感的に経験します。次ページの図は、多職種が力を合わせ医療の質を高めることを目的にしたプロジェクト研修です。「心を察して行動できる行動モデル集をつくる」をゴールに掲げ、職種（薬剤師、臨床検査技師、診療放射線技師、栄養士、理学療法士、作業療法士、看護師）でゴールを目指します。

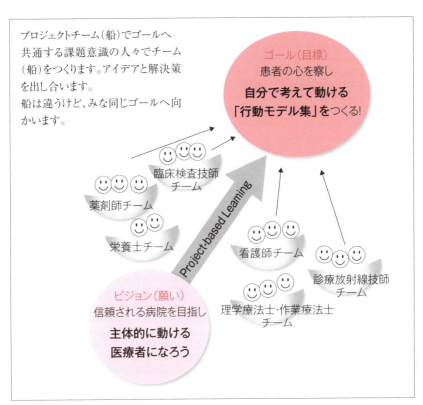

プロジェクト航海図

3 ポートフォリオでチームビルディング

互いを知り、理解する

　プロジェクト研修の最初に、ポートフォリオで自己紹介し合います (p.72)。互いの専門性やキャリアだけでなく、人間性が伝わります。そこに信頼が生まれます。互いに信頼や安心感がなければ、自分の考えやひらめきを伸びやかに口にすることはできません。創造的なアイデアが生まれるためには大事なことです。

　ポートフォリオでは、専門性や知識量だけでなく、物事への気づきや考え方に触れることができます。違う部署の人など、仕事が異なる者同士で共有することが有効です。

4 プロジェクトの「フェーズ」で「身につく力」を自覚する

プロジェクト研修では、プロジェクト学習やポートフォリオ、対話コーチングを体験的に習得できます。さらにプロジェクトのフェーズごとに「身につく力」が明確にあるため、身につく力が実感できます。

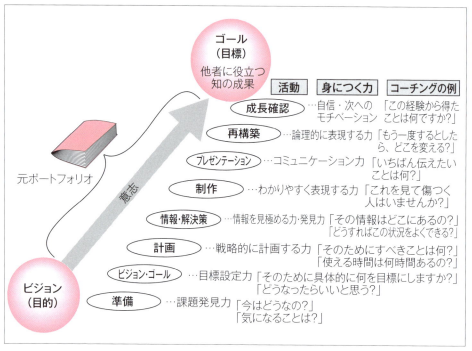

プロジェクト学習の「基本フェーズ」と「身につく力」

5 他者に役立つ「知のアウトカム」を生む

プロジェクト学習の手法による研修（＝プロジェクト研修）の特徴は、他者に役立つ知のアウトカムを生み出すことにあります。

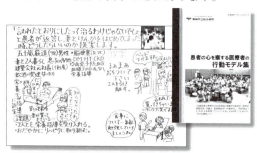

Part V

プロジェクト研修	多職種合同研修プログラム

2 全体で目指すビジョンとゴール

プロジェクト研修のビジョンとゴール

ビジョン:患者に信頼される病院を目指し、主体的に行動する医療者になろう
ゴール:「患者の心を察する医療者の行動モデル集」をつくる

	内容・意図	身につく力	活動シーン
9:00 講義1	☐ 研修全体の「目的・目標」を確認 ☐ プロジェクト学習とポートフォリオの包括的概念 ☐ プロジェクト学習の基本フェーズの理解	☐ 新しい教育手法 ☐ 俯瞰力	**4 フェーズで「身につく力」**
9:30 ワークショップ（WS1）	☐ パーソナルポートフォリオを活用しよう! 全員パーソナルポートフォリオをつくりに参加 3人1組となり、ポートフォリオを見せ合う **他者理解、コミュニケーションが円滑になる**	☐ ポートフォリオの活かし方 ☐ 少人数へのプレゼン力 ☐ 他者への関心	
	4 プロジェクトの基本フェーズ	**3 ポートフォリオでチームビルディング**	**1 違う仕事の人とプロジェクトチームを組む**
10:00 準備 ビジョン ゴール 計画 課題 解決策 制作 プレゼン 改善策	☐ **チームビルディング** ＊共通するビジョンや課題意識で集まる 　⇒ポートフォリオで相互理解 ☐ **チームテーマ** ① チームの目標を決定する ☐ **チームで課題発見・課題解決** ② 現状から課題を見出す ③ 課題解決策を考え出す ☐ **プレゼンテーションの制作（知の再構築）** ④ 客観的視点を促す ⑤ 具体的な行動化の表現 ☐ **プレゼンテーション（知の共有）** ＊相互評価 ☐ **プレゼンテーションの内容を改善** 評価を活かし試行錯誤して改善	☐ 目標設定力 ☐ 表現力（言語） ☐ 表現力（視覚化） ☐ チームワーク ☐ 課題解決力 ☐ 知的コミュニケーション力 ☐ プレゼンテーション力 ☐ 論理的思考力 ☐ 相互評価力 ☐ 自己評価力	
15:00 講義2 16:30	☐ **コンピテンシー育成に有効な教育手法** ＊論理的思考と教育方法 ＊対話コーチング ☐ **リフレクション** 終了	☐ 行動変容を促すかかわり方	<u>全体をフィードバック</u> ◆目標は達成できたか ◆今日、得たものの確認 ◆明日から活かす方法 　↓ ◆各自が知の創造 ◆互いに賞賛と感謝

5 プロジェクト研修の成果物（アウトカム）

【実践】　　　　ポートフォリオで、互いに思わず学んでしまう

　日々変化する臨床において「学び続けること」は、欠かせません。ポートフォリオは、新たな知を獲得し成長していくために有効なツールだと考え、新人教育に取り入れることを決めました。当初は、楽しく学習しその内容が学習者も指導者も「見える化できるのが良い」くらいに思っていました。6年間、私たちは何を「見える化」してきたのでしょう……ポートフォリオによって見える化できたものは計り知れません。

　新人のポートフォリオにはエネルギーが詰まっています。学習した事実はもちろん得られているはずの知識、努力の足跡や積み重ね。そこに付箋で他者のアドバイスやコメントがあれば、その人とのやりとりの証や関係性が確認できます。応援されている喜びや、期待を受けてのモチベーション。愛されていたり感謝されていたり……そのような思いに一つひとつ答えていると「思わず学んでしまうんです！」と新人の言葉がありました。

　（eポートフォリオではなく）手作りポートフォリオはとても人間的です。生き生きとしたそのファイルには努力や必死さは見えますが、苦痛はひとかけらもありません。

　年度はじめに多職種でポートフォリオによるプロジェクト学習を経験しました。冒頭に各自の「キャリアポートフォリオ」を皆で共有しました。そこには人の人生があり情熱がありました。薬剤師・診療放射線技師たちの仕事に対する思いを初めて知りました。年度末には何人かの1年間の成果を皆で共有しました。10年余のキャリアを持つ先輩看護師も、

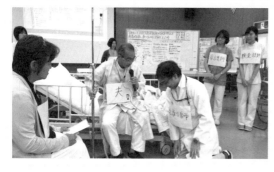

初めて手術室勤務となり4月から積み重ねた努力の成果をポートフォリオを使って発表しました。そこで「見える化」されたのは、単なる知の獲得ファイルではなく、主任の意地や先輩としての優しさ・豊かさ、新米オペナースとしての謙虚さの裏にあるベテランの迫力でした。会場の看護師たちは皆、看護師という仕事に責任と誇りをもったと思います。学び合い、競い合い、協力し合い理解し合う職場が、職員同士から受ける刺激により育まれています。

　また、そのようなことに心動かされる意欲の高い新人がこのところ組織に集まるようになりました。新人を支援することにより、プリセプターはじめ職員全員が刺激され自分自身も成長しています。ポートフォリオの活用は、職員同士が互いの人間性や専門性を認め合い成長し続ける何よりのツールです。一人ひとりが自らの意志で学べるように、組織内カレッジ構想を実施し、シラバス集を作成しました（p.111～113）。

青梅市立総合病院看護局長　大西潤子

D 研修効果をポートフォリオで飛躍させる

研修の成果を仕事で活かす

今ある研修にポートフォリオをフルに活かします。ポートフォリオからは研修で得た「知識」や「経験」と「仕事のやり方の変化」の因果関係を見ることができます[9]。

9
研修のアップデート
p.64

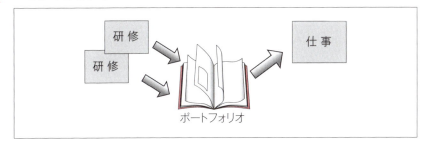

学習と仕事をポートフォリオで縫う

研修する、現場へ戻りやってみる、その成果をまた研修へもって行きさらに進化させるという具合に、プロジェクト研修は、知識の習得に終わらず、実践知をその目的とします。現実の中で実践できてはじめて完成する研修とも言えるのです。

ポートフォリオを活用し-研修-仕事-研修-仕事と2つを縫い上げるような連続スタイルにします。

「ではみなさん、2回目の研修のときに、今日の研修で得たやり方で、備品庫の状況とリスクの様子を確認して

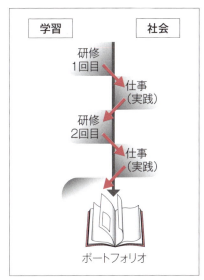

研修と仕事が交互にポートフォリオに入っている

写真と気づきをポートフォリオへ入れてきてください。そこで見えてきた各自の課題もしっかり入れてきてください」という具合です。

戦略1 [俯瞰] プロジェクト思考で研修効果を飛躍的向上

研修の前・最中・後をポートフォリオへ

　研修はその目的と目標を明確にすることが大事です。ゴールシートを書いてポートフォリオに入れ、プロジェクト思考で研修へ向かいます。参加前から課題をポートフォリオへ入れておき、研修当日は研修の配付資料だけでなく気づきやアイデアなどをポートフォリオに入れます。一日の終わりにポートフォリオを俯瞰し、はじめのページからめくりながらフィードバックします。その人でなければ入らないポートフォリオの中身というものがあるのです。

　ただ眺めるだけでなく、セルフコーチングを活かし、頭を使い、経験を価値化します。

　大事なことは時間がたってはじめて、その意味や価値に気づくことができるものです、ポートフォリオはここに有効に機能します。

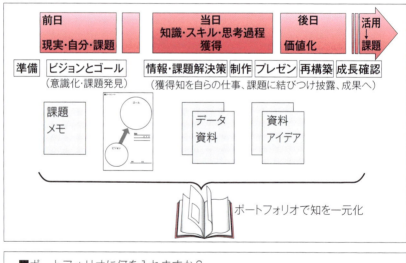

■ポートフォリオに何を入れますか？
研修準備
☐
☐
研修当日
☐
☐
研修後
☐
☐

戦略2[価値化] ポートフォリオで研修効果を飛躍的向上

何のために研修に参加するのか、目的と目標をゴールシートに書いてポートフォリオの表紙に入れます。事前学習や当日の資料などをポートフォリオに入れます。研修後ポートフォリオでフィードバックします。

＜研修ポートフォリオ[中身リスト]＞

研修準備

□ 研修テーマに関する課題意識、課題発見などのメモ

□ 研修の目的（ビジョン）と目標（ゴール）を書いた「ゴールシート」

□ 送り出し…励ましやアドバイス「気持ちよく行ってらっしゃい！」メッセージカード

□ 研修テーマに関する事前学習（論文など）

□ 研修テーマに関する世の中の最先端の情報をリサーチしたもの

□ 研修テーマに関する自分の組織の状況／研修参加の組織内文書

研修当日

□ 領収書・参加証など／研修会の様子が伝わる写真、平面図

□ 研修テーマに沿った自らの課題メモ、質問したいことや知りたいことメモ

□ 研修資料にマーカーで書き込みしたもの

□ 研修でひらめいたアイデアや新しくしたいことを記したメモ

□ 知的プレゼントする対象者や委員会など「これを○○さんへ伝えたい！」のメモ

□ 研修会で出会った仲間、人、講師の名刺

□ 自己評価、理解、把握の度合いがわかるメモ、箇条書き

□ 実践に活かせる方法やアイデアなどのメモ

研修後

□ 次へつながる成長と成果の評価　→　「評価とは価値を見出すこと」

□ 組織に提出する報告書

□ 他者と共有するための資料…etc

研修前・研修中 ── ポートフォリオをめくりながらのコーチング

研修でポートフォリオに入れたいもの（■）。一つひとつの意味や価値を考えるコーチング。
（□ C＝コーチ・指導者）

■ 研修テーマに関する課題意識などのメモ

01 □ C「何を得たいの？」 → 　　　　　　　　　　

□ C「事前学習をどう絞り込む？」 → 　　　　　　　　　　

■ 目的（ビジョン）と目標（ゴール）を書いたゴールシート

02 □ C「何のために研修へ行くの？」 → 　　　　　　　　　　

□ C「何を研修のゴールとする？」 → 　　　　　　　　　　

■ モチベーションが上がる送り出し（励まし）、「気持ちよく行ってらっしゃい！」
メッセージカード

03
■ 研修参加の申し出に対する問い

□ C「この研修は仕事のどこに役立つと思う？」→ 　　　　　　

■ 研修テーマに関する世の中の最先端の情報をリサーチしたもの

04
□ C「何をもってその情報が最先端ってわかるの？」 → 　　　　

■ 研修テーマに関する自分の組織の状況

05
□ C「うちの現状は？今はどうなの？」 → 　　　　　　　　　

■ 研修テーマに沿った自らの課題メモ

□ C「具体的に何を解決したいの？」 → 　　　　　　　　

■ 研修会で質問したいことや知りたいことの箇条書きメモ

06
□ C「それはなぜネット情報ではだめなの？」→ 　　　　　　

■ 研修資料にマーカーで書き込みしたもの

□ C「なぜそこに印をつけたの？」 →

研修を実践につなげるためのコーチング

　研修を、成長や仕事をより良くする実践につなげるために、ポートフォリオをめくりながら（セルフ）コーチングします。

□ C「事前準備のうち何がいちばん研修を有意義にするために役立ったか？」
□ C「もう一度、研修を受けるとすれば、事前準備で注意することは何か？」

□ C「研修の目的（ビジョン）に沿った積極的な行動、質問などはできたか？」
□ C「研修ゴールはどの程度達成できた？　その根拠となるシーンが入っているポートフォリオに付箋をつけよう」

□ C「この研修で得たことをどんなシーン（何の仕事へ）に役立てる？」
□ C「メッセージカードをくれた人へ報告し、成果を提示しつつ、心から感謝の気持ちを伝えたか？」

□ C「事前に最先端の情報をリサーチしたことと研修の中身に関連したことは？」

□ C「研修テーマに関する、自分なりのこうありたいという像はどの程度実現できそうか？」

□ C「どうすれば実現できそうか描いて考えてみたか？」
□ C「そのために、今日からすべき行動はどんなこと？」
□ C「実践するために、あと何が自分に必要と思う？」
□ C「研修テーマに関する自らの課題は解決できたか？」
□ C「その研修会でなければ得られないことを獲得することができたか？」

■ 研修でひらめいたアイデアや新しくしたいことを記したメモ

07 □ C「何がきっかけでそのアイデアがひらめいたの？」 →

□ C「自分以外に誰に教えてあげたい？」 →

■ 研修会の様子が伝わる写真、平面図

□ C「何が映っていたらいい？」 →

---

08 ■ 研修会で出会った仲間、人、講師の名刺

□ C「その人と一緒にできそうなプロジェクトは？」 →

---

09 ■ 自己評価、理解、把握の度合いがわかるメモ、箇条書き

□ C「何が理解できて何ができなかったの？」→

□ C「この研修で初めて聞いた言葉、情報は？」→

---

10 ■ 実践に活かせること、そのための方法やアイデアなどのメモ

□ C「獲得したことを具体的に何に活かしますか？」 →

□ C「研修でひらめいたアイデアやすべきこと、新しくやってみたいことを企画書にした？」

□ C「この研修会の内容でいちばん役に立ったことは何ですか？」

□ C「この研修会で見た製品などで自分の仕事に活かせそうなものや情報は？」

□ C「研修会で出会った仲間、助けてもらった人、講師などへお礼メッセージは出した？」

□ C「この参加で改めて気づいた自分の保有情報について考えることは何？」

□ C「この研修で初めて聞いた言葉、情報などを自ら調べ自分のものとしましたか？」

□ C「研修会の資料やまとめを必要とする人や部署へ簡潔に伝えましたか？」

□ C「研修後の仕事や学習、生活、人との接し方などに変化がありましたか？」

□ C「予想していなかった効果は何？」…etc

E ポートフォリオが叶える未来

ポートフォリオを活かす——20の可能性

ポートフォリオは次のような、人の成長を可能とします。

01 「再構築」して知の成果（アウトカム）を作り出せる	
02 根拠あるリフレクションができる	[新人期間ポートフォリオ]
03 目標到達への「プロセス」を見ることができる	[目標管理]
04 クオリティーの高い目標達成ができる	[目標管理]
05 エビデンスのある「対話」ができる	[インシデント発生時の面接]
06 考えや感情、行動を意識して見る	[新人ポートフォリオ]
07 未来志向のリフレクションができる	[新人フィードバック研修]
08 価値化する＝インパクトシーンを選択する	[中堅職員研修]
09 知識と情報との「関連づけ」ができる	[考動知性]
10 才能・個性を見出すことができる	[キャリアポートフォリオ]
11 自分を客観的に見ることができる	[新人期間ポートフォリオ]
12 知識・スキルの積み重ね・進化が見える	[キャリアポートフォリオ]
13 思考、判断、表現力（口頭・記述）が身につく	[キャリアポートフォリオ]
14 相手にストーリー（文脈）で表現する力が身につく	[知の共有／プレゼンテーション]
15 ストーリー（文脈）でとらえる力が身につく	[知の共有／プレゼンテーション]
16 目標と成果を照らし合わせて評価する	[目標管理]
17 自己理解（メタ認知・キャリアビジョン・未来デザイン）	[パーソナルポートフォリオ]
18 他者理解（面談・採用面接・進路アドバイス）	[目標面接]
19 自らフィードバックができる	
20 他者との共感、共有でつながる	[パーソナルポートフォリオ]

Part V

ポートフォリオを活かす——20の具体例

こんなふうにポートフォリオを活かしていますか？チェックしてみましょう！

01 アウトカム：ポートフォリオを活かし、他者に役立つ「課題解決の提案集」を作る

02 リフレクション：記憶ではなく事実に基づいたリフレクションをする

03 プロセス評価：目標到達へのプロセスを見るようにする

04 目標達成：ゴールシートを見ながらより良い目標達成を目指している

05 対話：話す内容と関連するポートフォリオの中身を探りつつ対話する

06 考動知性：ポートフォリオで考えや気持ちを想像しながら行動をみる

07 再解釈：経験を振り返り、こんな意味があったのかと深い気づきを得る

08 価値化：ポートフォリオから価値あるシーンを選択している

09 関連づけ：知識や情報を関連づけようとして見ている

10 独自性：個性や才能を見出す気持ちで、ものを見たり、とらえ方を見ている

11 客観性：自分の作品、書いた文章や資料へ気づきなど自らメモする

12 能力：テーマに関連した知識や情報・スキルの積み重ねを見ようとする

13 語る：選択し、ポートフォリオを手に持ちその内容について伝える

14 物語：物事の出だしから、その内容や解決策をストーリー展開で伝える

15 聞く：伝えてもらうとき、一つのストーリーとしてとらえる

16 評価：ゴールシートやフェーズごとの目標と照らし合わせて中身をみている

17 自己理解：これを大切に生きていくと未来の自分の生き方を考える

18 他者理解：事前にポートフォリオを見てからその人と話す（面談・採用面接・進路アドバイスp.128）

19 フィードバック：ただ進むのではなく、立ち止まり思考や行動を軌道修正しつつ進んでいく

20 経験を共有し、他者の痛み、つらさ、うれしさを感じる

面談・採用面接・進路アドバイス

何とかしてあげたい人が目の前にいるとき……
その人に声をかける前にポートフォリオを見る

ポートフォリオを見てからその人と話す

「この仕事、辞めたい。自分でもその具体的な理由がわからないけど」そんな様子で落ち込んでいる新人に声をかける前に、その人のポートフォリオを先に見ておきます。

ポートフォリオをめくります。学歴や経歴を知りたいわけじゃない、キャリアを知りたいわけじゃない、この新人の心を知りたいのです。このナイーブな新人さんを"一人の人間"として理解したい、少しでもヒントはないか……とポートフォリオを丁寧にゆっくりと見ます。仕事上のことは上司として知っているけれど、この人は学生時代にどんなことをしてきたのか、仕事の場以外はどんな顔を見せるのだろう。

「すごくかわいがられていたことがわかる。たくさんのおもちゃやぬいぐるみの中にいるＡさん」「これはオーストリア留学の写真かな？ 大きなソファで、かっこいい人たちに囲まれて真ん中にいるＡさん」「これは大学のサークルの写真。やっぱりＡさんはみんなの真ん中にいる」——写真を見れば伝わってきます。Ａさんはいつも主役だったことが。

かける言葉を深く考えることができる

看護師になった今は「患者さんが主役なんだ」という心の切り替えが必要です。しかし、新人であるＡさんはまだそこに気づいていません。ただ、自分が周囲から、今までとは違う環境にいることを感じ、戸惑っていると推察できます。ポートフォリオをみることで、この新人への対応を適切なものとします。もし何も知らなければ「また辞めるの？」とこれまでの経験と先入観が勝り、見切りをつけてしまうかもしれません。

ポートフォリオには、災害ボランティアをしている輝く表情の写真もありました。Ａさんは人を助けることに喜びを感じる人なのです。

「患者さんにどんな気持ちになってほしい？」「よくなって笑顔で退院してほしいです」と答えてくれたその顔は、澄んだ眼差しでキラキラしていました。「自分じゃなくて患者さんが"主役"なんだ、それを実現できるプロとして私はここにいるんだ」と気づいた聡明な決意がありました。

知と感のシェアで未来を創造する

　共通するビジョンや課題意識をもつ人がつながり、プロジェクトで仕事や夢の実現へ向かう社会へすでに移行しつつあります。ポートフォリオを互いに見せ合うことで成長に有効な経験、知識、物事への気づきや考え方などを共有することができます。

　パーソナルポートフォリオで互いの人間性を理解し合う。それぞれ専門性の高いキャリアを持ち寄って、オリジナル性の高いアイデアが生み出される……。知と感性の共有こそ、AI時代に生きる人間らしい創造性の高い仕事や学びに必要です。

　ポートフォリオをシェアすることで、互いへの理解や信頼が生まれます。共感、共鳴し、全体で成長を促し進化しながら、未来へ向かうことを叶えます。

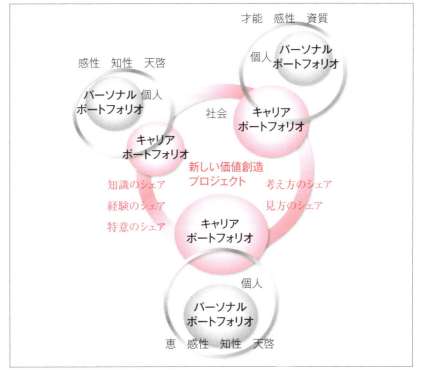

キャリアを重ね合い、新しい価値を創造する

敬意と感謝を込めて

　この本に使用した実践の様子がわかる写真は、筆者が継続的に教育アドバイザーとして、ポートフォリオ・プロジェクト学習の教育デザインを指導・実践させていただいている、東京都立広尾病院看護部、島根県立中央病院看護局、青梅市立総合病院看護局、パナソニック健康保険組合 松下記念病院看護部よりご提供いただきました。いずれのトップも教育委員会のメンバーも仕事に誇りを持ち、人間として魅力に溢れ、お会いする度にどれほど価値ある"知と感"を頂いたことか言葉にできません‥この出会いに心から感謝しています。

　子どもたち、若者たちの今日と未来のために日々尽くされる学校関係者、スタッフや患者さん、地域の人々のために自らの成長を望み、学び続けるすべての看護師、医療関係者へここに敬意を胸に感謝を捧げます。

2019 年 8 月

鈴木 敏恵

■関連図書（いずれも著：鈴木敏恵）

「AI 時代の教育と評価—意志ある学びをかなえるプロジェクト学習 ポートフォリオ 対話コーチング」教育出版（2017）

「アクティブラーニングをこえた看護教育を実現する：与えられた学びから意志ある学びへ」医学書院（2016）

「キャリアストーリーをポートフォリオで実現する」日本看護協会出版会（2014）

「プロジェクト学習の基本と手法—課題解決力と論理的思考力が身につく」教育出版（2012）

「看護師の実践力と課題解決力を実現する！ ポートフォリオとプロジェクト学習」医学書院（2010）

「ポートフォリオ評価とコーチング手法—臨床研修・臨床実習の成功戦略！」医学書院（2006）

「未来教育シリーズ（全6巻セット）：ポートフォリオでプロジェクト学習　パーソナルポートフォリオ」学研（2005）

「ポートフォリオ解説書（全 3 巻セット）」教育同人社（2003）

「こうだったのか‼ポートフォリオ—「総合的な学習」「教科」-成長への戦略 思考スキルと評価手法」学習研究社（2002）

著者プロフィール

鈴木敏恵 (すずき・としえ)　　s-toshie@ca2.so-net.ne.jp

Architect　未来教育クリエイター、一級建築士、シンクタンク未来教育ビジョン代表。

東京生まれ。1998年インテリジェント化された未来型学び舎にて『日本計画行政学会賞』特別賞受賞。オブジェ「内なる宇宙への昇華」にて『第六回本郷新賞』札幌彫刻美術館主催／後援文化庁ノミネート。THE21(PHP研究所)『21世紀のキーパーソン100人』掲載。『ここから見える未来教育！学校制度120年記念 企画プロデュース1992』主催：文部省。

「意志ある学び」を理念とし、未来教育プロジェクト学習やポートフォリオを手法とし、考える力、課題発見力、課題解決力、洞察力などを高める研修を全国で展開している。教育界、医療界、自治体など公的機関の指導者養成、人材育成などの分野でも広く活躍。プロジェクト手法による目標管理、新しい評価観などを提案、指導やプロジェクト手法を成功させる全体構想コンサルタント、企画、実践までの支援を行う。

公職歴：内閣府中央防災会議専門委員。内閣総理大臣賞「ものづくり日本大賞（文部科学省）」審査員。千葉大学教育学部特命教授・東北大学非常勤講師（PBLによる高度イノベーション博士育成）・放送大学非常勤講師（専門：心理と教育）・島根県立看護短期大学客員教授・日本赤十字秋田看護大学大学院看護学研究科非常勤講師。
文部科学省「言語活動を重視した課題解決能力／プロジェクト学習とポートフォリオによる研修プログラム開発——コーチングによるコンピテンシー育成」H23年度委託。
文部科学省「新たな看護師養成カリキュラムに対応した指導の手引き作成のための検討会」委員(2021)。

著書
- マルチメディアで学校革命：心を開く知の環境へ・建築家からの提言，小学館，1996.
- ポートフォリオで評価革命!：その作り方・最新事例・授業案，学事出版，2000.
- ポートフォリオで進路革命!：就職&進学成功・インターンシップ・評価指標，学事出版，2002.
- 自分発見ポートフォリオ解説書：未来への可能性をひらく!，教育同人社，2003.
- 進路成功ポートフォリオ解説書：自分を活かして未来をget!，教育同人社，2003.
- 未来を開くプロジェクト集：みんなの願いをかなえるために!，学習研究社，2005.
- 目標管理はポートフォリオで成功する：看護管理・学校運営のためのモチベーションマネジメント，メヂカルフレンド社，2006.
- 夢ファイル：自分が好きになる自信がわく願いがかなう，日本実業出版社，2008.
- ポートフォリオとプロジェクト学習：看護師の実践力と課題解決力を実現する！，医学書院，2010.
- プロジェクト学習の基本と手法：課題解決力と論理的思考力が身につく，教育出版，2012.
- アクティブラーニングをこえた看護教育を実現する：与えられた学びから意志ある学びへ，医学書院，2016.
- AI時代の教育と評価：意志ある学びをかなえるプロジェクト学習 ポートフォリオ 対話コーチング，教育出版，2017.　他、多数

ポートフォリオで未来の教育

次世代の教育者・指導者のテキスト

2019 年 8 月 10 日　第 1 版第 1 刷発行	＜検印省略＞
2022 年 6 月 25 日　第 1 版第 2 刷発行	

著　　者　鈴木敏恵

発　　行　株式会社 日本看護協会出版会
　　　　　〒 150-0001 東京都渋谷区神宮前 5-8-2　日本看護協会ビル 4 階
　　　　　〈注文・問合せ／書店窓口〉TEL／0436-23-3271　FAX／0436-23-3272
　　　　　〈編集〉TEL／03-5319-7171
　　　　　https://www.jnapc.co.jp

装　　丁　APRON

印　　刷　株式会社フクイン

本書に掲載された著作物の複写・複製・転載・翻訳・データベースへの取り込み、および送信（送信可能化権を含む）・上映・譲渡に関する許諾権は、株式会社日本看護協会出版会が保有しています。

本書掲載の URL や QR コードなどのリンク先は、予告なしに変更・削除される場合があります。

JCOPY 〈出版者著作権管理機構 委託出版物〉
本書の無断複製は著作権法上での例外を除き禁じられています。複製される場合は、その都度事前に一般社団法人出版者著作権管理機構（電話 03-5244-5088、FAX 03-5244-5089、e-mail: info@jcopy.or.jp）の許諾を得てください。

©2019　Printed in Japan　　ISBN 978-4-8180-2199-0